THE DIAGNOSTIC THINKING AND SELECTED CASES OF
PEDIATRIC FEVER OF UNKNOWN ORIGIN

儿科发热待查
诊疗思维与病例精选

主编 沈 君

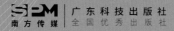
南方传媒 广东科技出版社
全国优秀出版社
·广州·

图书在版编目（CIP）数据

儿科发热待查诊疗思维与病例精选 / 沈君主编. —广
州：广东科技出版社，2024.1
ISBN 978-7-5359-8101-1

Ⅰ.①儿…　Ⅱ.①沈…　Ⅲ.①小儿疾病—发热—诊疗
Ⅳ.①R720.597

中国国家版本馆CIP数据核字（2023）第116119号

儿科发热待查诊疗思维与病例精选
Erke Faredaicha Zhenliao Siwei yu Bingli Jingxuan

出　版　人：严奉强
责任编辑：何钰怡　李　旻
装帧设计：友间文化
责任校对：李云柯　廖婷婷
责任印制：彭海波
出版发行：广东科技出版社
　　　　　（广州市环市东路水荫路11号　邮政编码：510075）
销售热线：020-37607413
https://www.gdstp.com.cn
E-mail：gdkjbw@nfcb.com.cn
经　　销：广东新华发行集团股份有限公司
印　　刷：广州市彩源印刷有限公司
　　　　　（广州市黄埔区百合三路8号　邮政编码：510700）
规　　格：787 mm×1 092 mm　1/16　印张13　字数260千
版　　次：2024年1月第1版
　　　　　2024年1月第1次印刷
定　　价：168.00元

如发现因印装质量问题影响阅读，请与广东科技出版社印制室联系调换（电话：020-37607272）。

编委会

主　　编　沈　君

副 主 编　李素云　李佩青

学术秘书　赖　茜

编　　者（按姓氏笔画排序）

王　强　田金生　刘光明　苏　玲　李佩青

李素云　沈　君　陈香元　陈美华　范文康

林小庆　郑　伟　洪　燕　崔彦芹　彭秋琰

蒋道菊　韩　英　谢　静　赖　茜　黎晓丹

主编简介

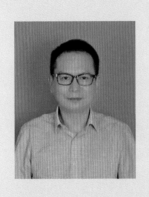

沈 君

　　沈君，男，主任医师，硕士研究生导师，现任广州市妇女儿童医疗中心儿科急诊综合病房主任，广州市医学会儿科学分会委员，广东省中西医结合学会卫生应急学专业委员会常委，广东省应急救护协会副会长（筹）。主要研究方向是小儿急危重症及疑难感染性疾病。2017年赴哈佛大学附属波士顿儿童医院进修危重症专业。在广州市妇女儿童医疗中心儿科急诊及综合病房工作期间，接诊了大量儿科急危重症病例及疑难病例，尤其是在病房工作期间收治了大量发热待查患儿，通过不断地思考与总结，在发热待查患儿的诊治方面形成了较为成熟的诊疗思路，在相关杂志发表论文20余篇，主持并参与国家级、省级、市级课题多项。2019年荣获首届"广东省实力中青年医生"称号，2020年荣获第三届"广州最美医师""广州市抗疫争先锋共产党员岗位标兵"等荣誉称号。

〔 序 〕

2019年金秋,我与沈君医师初识于珠海,彼时正值第二十四次全国儿科学术大会召开。其间,沈医师在我同乡的引荐下与我相识,记得见面时他真诚地说:"因为考研分数差那么一点,不然就成为您的学生了,甚是遗憾。"我哑然一笑道:"现在这样相识是一种缘分,也很好。"

时光沙漏去,何须待天涯。此后,沈医师与我保持着联系,我也时时关注着这位学生的发展。让我印象深刻的是,沈医师是一位文学素养较高的医师,有着深厚的人文底蕴和浓烈的家国情怀。

白驹过隙,弹指一挥间,便是3年光阴飞逝。2022年金秋时节,他给我发来微信,期望我为他主编的《儿科发热待查诊疗思维与病例精选》一书作序,这着实令我为难,但在看了他发来的书籍初稿后,我又为沈医师扎实的理论基础、务实的工作作风、辩证的临床思维感到欣慰,这正如他诗中所云:"坐看云水秋风劲,不觉弄舟已潮头。"

发热待查对于儿科医师来说是极富挑战性的临床问题,其背后涉及的原因复杂多样。诊治发热待查患儿,医师需要具备强大的心理素质、宏观的辩证思维和综合处理疾病的能力。沈医师由小儿心血管内科专业转到儿科急危重症专业,再到现在的儿科急诊综合病房从事疑难杂症诊疗工作,可见其在职业生涯发展中一路走来所付出的艰辛与努力。

　　书山有路勤为径，学海无涯苦作舟。为鼓励儿科医学界这样一位默默奉献的坚守者，为鼓励更多的年轻医师扎根儿科医学事业，我欣然写此小序，以志此时此事之因缘也。

上海交通大学医学院附属新华医院院长

中华医学会儿科学分会候任主任委员

2023癸卯年甲寅月农历新年

序

〔前　言〕

随着现代医学的发展，疾病诊疗越来越趋向于专业的细分，专病化已经成为我国各家医疗机构的主要诊疗模式。但对于疑难复杂病例的患儿来说，其所患疾病可能涉及多种因素、多个系统、多个器官。按照目前的专病化诊疗模式，患儿有可能往返于多个科室之间，且诊疗过程中不同科室医师给出的治疗方案可能不尽相同甚至有矛盾之处，这都会给患儿诊疗带来诸多不便并让人产生困惑，达不到最优的诊疗效果。

儿科发热待查是儿科医师在临床实践过程中遇到的极富挑战性的难题之一。诊治"发热待查"，需要对患儿的病史，以及体格检查、实验室检查、影像学检查结果等进行系统的分析和提炼。这种分析和提炼的能力需要在理论的指导和在临床实践中不断地摸爬滚打下才能形成，是一种以简驭繁的临床思维能力。编者所在的广州市妇女儿童医疗中心儿科急诊综合病房自建科以来收治了大量的发热待查患儿，在临床实践过程中，这些复杂疑难病例结合多学科协作诊疗（MDT）联合基于案例的学习法（CBL），极大地提高了医师们的学习积极性，也让他们从中体会到疾病的复杂程度和学习到治疗的整体性原则，最终促进自身临床实践和思维能力的提升。

为了进一步培养儿科医师尤其是年轻儿科医师诊治发热疾病的能力，我们决定编写《儿科发热待查诊疗思维与病例精选》一书。本书从发热理论知识入手，结合临床病例分析编撰而成，有助于读者对儿科发热疾病产生浓厚兴趣，并提升读者的临床思维能力。

本书编者均来自广州市妇女儿童医疗中心。受编者学识与专业水平所限，书中难免存在错误或疏漏，诚请广大同道及读者批评指正。

此书出版得到广州市科学技术局基础研究计划市校（院）联合项目"MDT联合CBL教学模式提升规培医生诊治发热待查患儿能力的研究"（项目编号202102010514）资金资助。本书在编写过程中也得到国内儿科学界知名专家的指导，在此表示真挚的感谢。

主编

2023年10月

〔目　录〕

目 录

第一章

Chapter 1

儿科发热待查总论

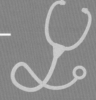

发热是儿科临床常见的症状之一，因为儿童的新陈代谢较成年人旺盛，加上体温调节中枢尚未发育完善，故儿童的正常体温较成年人高。正常人体温度在昼夜之间有一定波动，晨间低，下午稍高，但波动范围不超过1 ℃。饮食、剧烈运动、穿衣过厚、室温过高、情绪波动等情况均可使儿童体温暂时性升高，但这种暂时性体温变化不属于病理性发热。

» **体温测量**

不同部位测得的体温不同。肛表测得的体温最高，口表（舌下）次之，腋表最低，差异波动范围在0.3～0.5 ℃。测量时长以腋表5 min、肛表2 min为宜，若测量时间过长，则测得的体温略高。正常体温（腋表）为36～37 ℃，如只是一次体温达37.4 ℃，但全身情况良好，又无自觉症状，则不属于病态。发热的分度一般为：37.5～38 ℃为低热，38.1～38.9 ℃为中度发热，39～41 ℃为高热，>41 ℃为超高热。近年来，电子体温枪由于具有非接触性、快速、方便等优势，已在临床上得到广泛应用，但非接触式电子体温枪容易受测量温度、测量部位及测量距离的影响而致测量误差。对于不同温度、不同测量部位及不同距离下非接触式电子体温枪体温测量数值的差异性研究方面，目前仍缺乏多中心相关研究数据。临床上必须考虑电子体温枪造成的测量误差。

» **热型**

不同疾病具有不同特征的热型，可提示诊断，常见热型有以下5种。①稽留热：多为高热，体温常维持在40 ℃左右，一日间体温波动一般不超过1 ℃，见于伤寒、大叶性肺炎等；②弛张热：体温多维持在39 ℃左右，一日间体温波动超过2 ℃，但最低体温未达到正常，见于败血症、川崎病等；③间歇热：一日间高热与正常体温交替出现，或高热期与无热期交替出现，无热期可持续一日至数日，见于疟疾等；④波状热：热度逐渐上升达高峰后逐渐下降至低热或正常体温，这种体温变化反复出现，形似波浪，可持续数月，见于布鲁氏菌病；⑤不规则热：热型无一定规律，热度高低不等，持续时间不定，见于流行性感冒、肺结核、癌症等。由于小儿疾病的热型不如成年人的典型，再加上疾病初期抗生素、糖皮质激素或布洛芬等非甾体抗炎药（NSAID*）的广泛应用，热型对疾病的提示作用减弱，鉴别诊断愈加困难。

» 热程

按发热时间长短划分，＜2周的发热称为短期发热，多伴有局部症状及体征；≥2周的发热称为长期发热，有的可无其他明显症状、体征，需要实验室检查辅助诊断。对于≥2周的持续或间断发热，经体格检查、常规实验室检查后仍暂时不能确诊的称为发热待查（FUO）。

» 发热待查

发热待查是一个错综复杂的临床问题。关于命名，中文文献中有"不明原因发热""发热待诊""发热待查"等诸多称呼，这些名称均源于外文"fever of unknown origin"。早年，我国诸多成年人内科杂志均称此临床问题为"发热待查"，老一辈传染病学专家也习惯称之为"发热待查"。在2016年《中华传染病杂志》编辑委员会组织的发热待查诊治专家共识讨论中，专家虽然各持己见，但最后均同意采用南方特别是华东地区的习惯性称呼，以"发热待查"冠名。关于发热待查的定义，尤其是对热程的划分，国内专家意见也不尽一致，最后商定采用国际公认的由Petersdorf等于20世纪60年代提出的3周时间作为标准热程，以便国际学术交流；由于儿科的特殊性，在儿科医学界，根据《诸福棠实用儿科学》对发热待查的定义，仍然是以2周时间作为标准热程。

（沈君　李佩青）

参考文献

［1］廖清奎.儿科症状鉴别诊断学［M］.3版.北京：人民卫生出版社，2015.

［2］江载芳，申昆玲，沈颖.诸福棠实用儿科学［M］.8版.北京：人民卫生出版社，2014.

［3］张文宏，李太生.发热待查诊治专家共识［J］.中华传染病杂志，2017，35（11）：641-655.

---

* 本书英文缩写名词的中文全称、英文全称详见"中英文名词及缩写对照"。

第二节　发病机制

在外界环境温度适宜以及适当的保温条件下，人的正常体温恒定在37 ℃左右。这是由于位于下丘脑的体温调节中枢能接受来自身体周围的冷、热神经感受器的信息，并感受进入下丘脑的血液循环的温度。处理这些信息后，下丘脑能调节身体的产热及散热过程并使其保持动态平衡。在正常情况下，下丘脑将体温调定点设立为37 ℃，使核心体温维持正常。

发热过程一般包括以下几个阶段：外源性致热原进入机体，作用于免疫活性细胞如巨噬细胞、淋巴细胞、单核细胞等，产生内源性致热原，这些致热原直接或间接通过中枢介质作用于体温调节中枢，使体温调定点上移，引起产热增加，散热减少，体温即在一个新的调定点上达到平衡，发热机制详见图1-2-1。通常情况下，将各种病原体及其代谢产物（脂多糖或毒素）、疫苗等致热物质称为外源性致热原，其可诱导宿主细胞产生白细胞介素-1（IL-1）、白细胞介素-6（IL-6）、肿瘤坏死因子（TNF）、α干扰素（IFN-α）、β干扰素（IFN-β）、γ干扰素（IFN-γ）、巨噬细胞炎症蛋白-1（MIP-1）等内源性致热原。

» 外源性致热原

在发热研究中最常用的外源性致热原是来自革兰氏阴性菌细胞壁中的内毒素——脂多糖（LPS）。利用放射性标记的LPS进行研究，认识了多种但不明确的受体候选者和结合蛋白。Beutler等通过点突变对抗LPS的基因定位克隆技术，确定了与LPS具有高亲和力的蛋白，该基因编码单个跨膜结构域受体，此受体属于Toll样受体（TLR）家族，并被命名为TLR4。LPS致病作用的关键在于其通过激活TLR4跨膜信号通路，并受脂多糖结合蛋白（LBP）、CD14、髓样分化蛋白-2（MD-2）和TLR4等多种信号蛋白/受体的调控。这一发现迅速推动了其他TLR的确定，它们分别与细菌、病毒的其他成分（如DNA和RNA）结合。TLR能激活巨噬细胞和其他免疫感受态细胞的信号转导瀑布，导致核因子κB（NF-κB）依赖的细胞因子（如IL-1和TNF）以及合成前列腺素E_2（PGE_2）的限速酶——环氧合酶-2（COX-2）的合成（图1-2-2）。

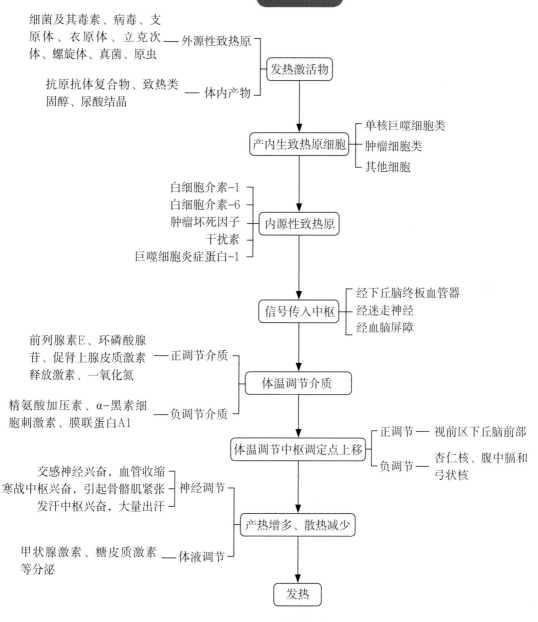

图1-2-1　发热机制图

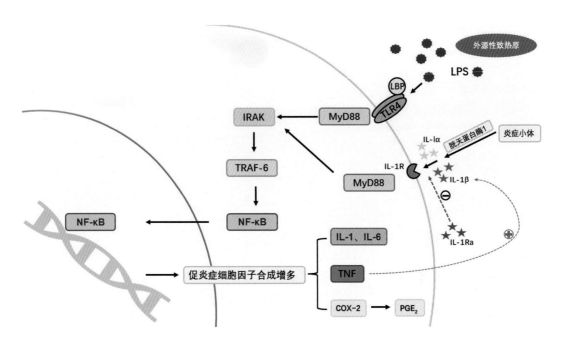

LPS：脂多糖；LBP：脂多糖结合蛋白；TLR：Toll样受体；MyD88：髓样分化因子88；
IRAK：白细胞介素-1受体相关激酶；NF-κB：核因子κB；IL-1：白细胞介素-1；IL-
1R：白细胞介素-1受体；IL-1Ra：白细胞介素-1受体拮抗剂；IL-6：白细胞介素-6；
TNF：肿瘤坏死因子；COX-2：环氧合酶-2；PGE$_2$：前列腺素E$_2$。

图1-2-2　外源性致热原致热机制

》内源性致热原

在内源性致热原研究中，有关IL-1、IL-6和TNF-α的研究最多。其中，在内源性
致热原和淋巴细胞刺激因子的平行研究中发现，淋巴细胞刺激因子本质上就是细胞因
子IL-1。在免疫系统细胞如巨噬细胞、T淋巴细胞和B淋巴细胞之间，IL-1是一种重
要的细胞内信使，同时也是促进COX-2合成的刺激物。未感染或炎症缺失期间几乎很
难在血液中测到IL-1，只有在细菌或病毒感染激活TLR之后的30～90 min，血液中的
IL-1才迅速增加到原来的20～100倍。因此，发热是一种经IL-1介导而产生的具有感染
特征性的反应。IL-1系统由两种激动剂配体组成，即膜结合的IL-lα和IL-1β，它们均
由胱天蛋白酶1水解其前体物质形成。除了IL-lα和IL-1β，IL-1系统还有3种亚型，其
中两种存在于细胞内，另一种为分泌型，是IL-1受体的拮抗剂（IL-1Ra）。这些配体
可与异源二聚体——细胞表面受体［由IL-1受体（IL-1R）和IL-l受体辅助蛋白（IL-
1RAcP）组成］结合。IL-1R和IL-1RAcP是Toll样受体家族成员，因为在它们细胞内

部表达一种蛋白-蛋白相互作用结构域，该结构域被称为Toll样受体结构域（TLR结构域）。因此，IL-1如同外源性致热原，也通过激活TLR跨膜信号通路促进细胞因子和炎症介质（IL-Iα、IL-1β、IL-6、TNF-α）释放。这表明在感染早期，外源性致热原激活Toll样受体，这个受体与内源性致热原协同促进了由外源性致热原引起的最初的发热过程。只有当外源性致热原被免疫系统清除，内源性退热剂合成和释放并与内源性致热原竞争，发热才得以平息。

TNF-α是另外一种由内毒素激活的巨噬细胞和淋巴细胞等分泌的多活性细胞因子。它是机体感染后产生最快、到达高峰时间最早的炎症介质，经特定的细胞膜受体发挥致热作用。然而，根据实验条件的不同，TNF-α也可发挥解热作用。另外，这些内源性致热原可互相调节彼此的产生，如IL-1β是TNF和IL-1Ra的最强诱导剂之一，而TNF又可促进IL-1β的产生，最后IL-1β和TNF均可加强IL-6的产生。

» 致热原的相互作用

外源性致热原激活Toll样受体，诱导内源性致热原的产生，而内、外源性致热原均能刺激前列腺素（PG）的合成。PG尤其是PGE_2在介导发热中的作用已被证实。PGE_2是目前研究最多的体温正调节介质。PGE_2受体亚型至少有4种，即EP_1、EP_2、EP_3、EP_4，发挥关键作用的是EP_3受体，PGE_2与下丘脑视前区核中部的EP_3受体结合导致发热。但也有研究表明，PGE_2不能对抗MIP-1所致发热，说明有些致热物质并非由PGE_2介导。

在体温负调节介质中，精氨酸升压素（AVP）是由下丘脑神经元合成的肽类激素，目前研究表明，其作为一种中枢性内源解热神经肽可以在腹中膈和杏仁核中发挥解热作用。研究还认为，腹中膈AVP的解热作用是由升压素V1受体亚型激活介导的。经大鼠实验发现，大鼠腹中膈被给予V1受体拮抗剂时会导致发热温度升高，发热时间延长；但向腹中膈注射V1受体拮抗剂并不能完全逆转室旁核精氨酸细胞体电刺激的解热作用。这表明刺激下丘脑室旁核一定激活了不止一种（精氨酸升压素）解热通路。

总之，发热不是疾病，而是机体对抗疾病的一种复杂生理学反应，涉及细胞因子介导的体温升高、急性期反应物的生成、内分泌和免疫系统的激活。外源性致热原作用于机体导致内源性致热原产生，内源性致热原进入大脑内的体温调节中枢，激活中枢内的正、负体温调节介质，从而引起调节性体温升高。内源性致热原与众多体温调节介质一起构成了一个复杂的体温调节网络，负责机体的体温调节平衡。

（沈君　范文康）

参考文献

［1］廖清奎. 儿科症状鉴别诊断学［M］. 3版. 北京：人民卫生出版社，2015.

［2］江载芳，申昆玲，沈颖. 诸福棠实用儿科学［M］. 8版. 北京：人民卫生出版社，2014.

第三节 病因分类

　　根据临床思维习惯，儿科发热待查的病因分为两大类，一类为感染性发热，另一类为非感染性发热，其中非感染性发热又以自身免疫性疾病、自身炎症性疾病及肿瘤性疾病最常见。图1-3-1为儿科发热待查病因分类思维导图。

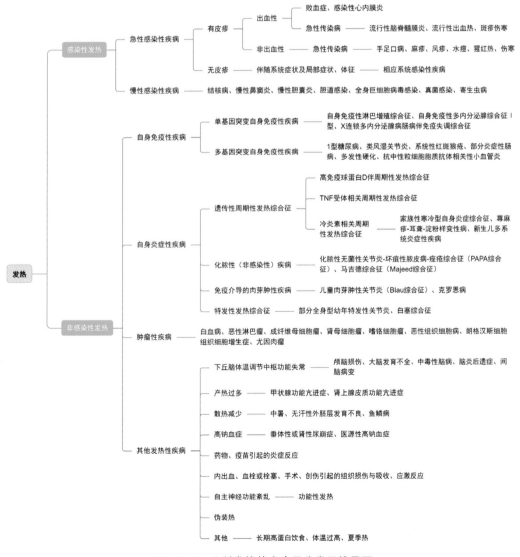

图1-3-1　儿科发热待查病因分类思维导图

» 感染性发热

长期以来，感染性发热是儿科发热最常见的原因，但近年来此类疾病在发热待查病例中所占的比例有所下降，尤其是在经济发达地区，其所占比例已降至30%左右。感染性疾病的病因分析应该从感染原及感染灶入手。在感染原方面，发热可由细菌、病毒、真菌、支原体、立克次体、螺旋体、寄生虫、结核分枝杆菌（MTB）或非结核分枝杆菌（NTM）等所致。其中见于儿科的引起长期发热的感染性疾病有：由沙门氏菌引起的伤寒、副伤寒，由布鲁氏菌引起的布鲁氏菌病，由耐药菌株引起的全身性或局部性感染，由EB病毒（EBV）引起的传染性单核细胞增多症或慢性活动性EBV感染，以及由真菌、支原体、立克次体、寄生虫、结核分枝杆菌引起的相关疾病。在感染灶方面，一直以来，儿科医师更多关注呼吸道、消化道、泌尿道这些与外界相通的器官系统，在临床上也应该首先对这些器官系统进行排查。长期发热可见于支原体感染引起的肺部疾病、气道异物引起的慢性呼吸道炎症，也可见于免疫缺陷造成的呼吸道反复感染或肺部肉芽肿形成。临床上也经常见到由耐药粪肠球菌、屎肠球菌、铜绿假单胞菌造成的泌尿系感染，泌尿道畸形、泌尿道返流或神经源性膀胱导致的反复泌尿系感染等引起的发热。另外，儿科医师需要关注颅内感染、慢性扁桃体炎、鼻窦炎、牙龈炎、感染性心内膜炎（IE）、膈下脓肿、肝部脓肿、腹腔脓肿、肛周脓肿、阑尾脓肿、骨髓炎等局部病灶的感染性疾病及脓毒血症诱发的全身炎症反应综合征等全身性疾病。

» 非感染性发热

1. 自身免疫性疾病

经典的自身免疫性疾病的一大发病特征是多与自身抗体有关，包括器官特异性自身抗体与器官非特异性自身抗体两大类，另一特征是有主要组织相容性复合体（MHC）Ⅱ类分子参与发病。由于各种原因导致机体免疫调节功能紊乱，免疫系统无法区别自身特定细胞和组织，即识别自身或非自身的免疫耐受机制被破坏而引起一系列病变。1型糖尿病（T1DM）、类风湿关节炎（RA）［部分幼年特发性关节炎（JIA）不在其中］、部分类型炎症性肠病（IBD）、多发性硬化（MS）、抗中性粒细胞胞质抗体（ANCA）相关性小血管炎及系统性红斑狼疮（SLE）等多种疾病均属于自身免疫性疾病范畴。

自身免疫性疾病包括少见的单基因突变及较为多见的多基因突变相关的疾病。单基因突变自身免疫性疾病包括：①自身免疫性淋巴增殖综合征（ALPS），这是典型的遗传性免疫性疾病，该病多在儿童期发病，基因突变影响到细胞表面Fas分子与Fas配体的正常表达，患者出现高免疫球蛋白G（IgG）血症，多种自身抗体导致的溶血性贫血、血小板减少和粒细胞减少症等；②自身免疫性多内分泌腺综合征Ⅰ型（APS-Ⅰ），该病为常染色体隐性遗传病，与自身免疫调节相关基因的突变有关，儿童期出现多器官功能衰竭，如甲状腺功能减退、艾迪生病及恶性贫血等，免疫学检查可发现多种自身抗体；③X连锁多内分泌腺病肠病伴免疫失调综合征（IPEX），该病已被证实与*FOXP3*基因突变有关，此病婴儿期发病，患者出现皮肤鱼鳞样改变、自身免疫性腹泻、糖尿病、甲状腺炎和溶血性贫血，因该病具有肠壁T淋巴细胞浸润，抗血细胞、胸腺细胞、胰腺细胞抗体阳性等特征而被定性为自身免疫性疾病。T1DM、RA、部分IBD、MS、ANCA相关性小血管炎及SLE等均是多基因异常致病的例证。

2. 自身炎症性疾病

自身炎症性疾病的概念最早于1999年被提出，即针对自身组织、器官的炎症性疾病，发病机制为机体固有免疫系统异常反应，导致自身组织的炎症性损伤。参与自身炎症性疾病发病的主要为髓系效应细胞中的巨噬细胞、中性粒细胞或自然杀伤细胞（NK细胞），支持自身炎症性疾病的免疫发病机制的理论是危险信号学说。此学说认为：免疫系统不会过度"关注"自身或非自身抗原的区别，诱发自身炎症性反应的关键因素是机体细胞受损后产生的危险信号，包括外源性及内源性因素损伤细胞释放的刺激信号，这种危险信号通过活化抗原提呈细胞，诱导固有免疫效应细胞增殖并分泌效应因子（如TNF家族和TNF-γ等）。

自身炎症性疾病包括：①遗传性周期性发热综合征（HPFS），如高免疫球蛋白D（IgD）伴周期性发热综合征（HIDS）、TNF受体相关周期性发热综合征、冷炎素相关周期性发热综合征（CAPS）［包括家族性寒冷型自身炎症综合征（FCAS）、荨麻疹-耳聋-淀粉样变性病（MWS）、新生儿多系统炎症性疾病（NOMID）］；②化脓性（非感染性）疾病，如化脓性无菌性关节炎-坏疽性脓皮病-痤疮综合征（PAPA综合征）、马吉德综合征（Majeed综合征）；③免疫介导的肉芽肿性疾病，如儿童肉芽肿性关节炎（Blau综合征）、克罗恩病（CD）；④特发性发热综合征，如部分全身型幼年特发性关节炎（SJIA）、白塞综合征等。

自身炎症性疾病多与基因突变相关，与自身免疫性疾病类似，同样也包括单基因突变及多基因突变相关的疾病类型。单基因突变自身炎症性疾病在临床比较多见，如遗传性周期性发热综合征，这是主要在儿童期发病的综合征，现已鉴定出数种HPFS疾病基因类型，这些基因改变使患者固有免疫细胞功能紊乱，产生致炎因子致自身损伤；以多基因突变为主的自身炎症性疾病，如IBD，IBD的典型代表是克罗恩病，该病已被发现与固有免疫系统异常炎症有关，其突变基因为 *NOD2 / NLRC3*，新的突变基因被发现与固有免疫炎症性质有关，推翻了过去视克罗恩病为Th1细胞异常的适应性免疫性疾病的观点。另外，溃疡性结肠炎、关节退行性病变（骨关节炎、痛风、自限性关节炎等）均是涉及多基因异常的自身炎症性疾病。

自身免疫是B淋巴细胞或T淋巴细胞对自体抗原的异常免疫反应，自身炎症是免疫反应介导的针对自身组织的炎症，二者既相似又有不同。关于自身免疫性疾病和自身炎症性疾病的区别及联系，笔者根据既往的文献资料做了一个简单的比较（注：随着科技的进步，对自身免疫性疾病和自身炎症性疾病的概念和机制的研究也在不断地发展），见图1-3-2。按目前疾病分类标准，自身炎症性疾病属于自身免疫性疾病。不过，应用自身免疫的概念不能完全解释自身炎症性疾病，一些自身炎症性疾病不具备自身免疫性疾病的特点。近年来，随着对自身炎症与自身免疫研究的深入，国外有学者提出免疫性疾病链（IDC）的概念，认为自身炎症性疾病和自身免疫性疾病均为IDC的一部分，二者构成连续、统一且具有一定重叠部分的疾病谱。

3. 肿瘤性疾病

引起长期发热的肿瘤性疾病中以白血病最常见，其次为恶性淋巴瘤、成纤维母细胞瘤、肾母细胞瘤、嗜铬细胞瘤、恶性组织细胞病、朗格汉斯细胞组织细胞增生症及尤因肉瘤等。

4. 其他发热性疾病

由其他非感染性疾病引起的长期发热的患儿还要考虑是否存在以下几个方面的发热原因。①下丘脑体温调节中枢功能失常：如颅脑损伤、大脑发育不全、中毒性脑病、脑炎后遗症及间脑病变等，这类疾病以中低热为主，但也有患儿出现超高热表现，退热药效果欠佳；②产热过多：如甲状腺功能亢进症、肾上腺皮质功能亢进症等；③散热减少：如中暑、无汗性外胚层发育不良、鱼鳞病等；④高钠血症：如临床比较常见的垂体性或肾性尿崩症、医源性高钠血症等；⑤药物、疫苗引起的炎症反应；⑥内出血、血栓或栓塞、手术、创伤引起的组织损伤与吸收、应激反应等；⑦自

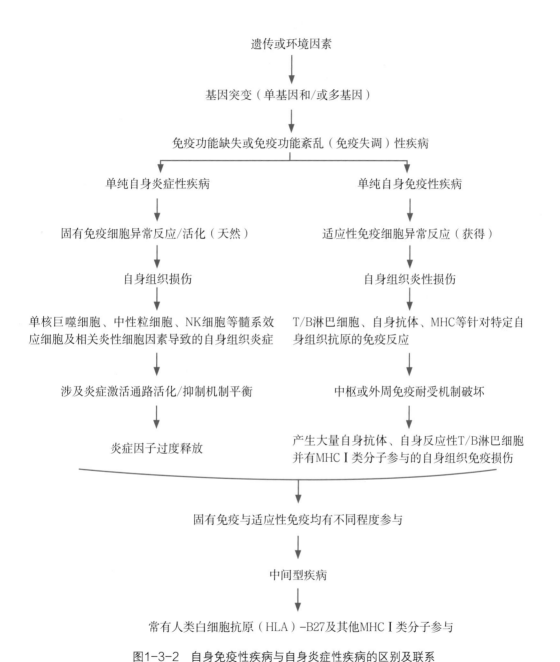

图1-3-2 自身免疫性疾病与自身炎症性疾病的区别及联系

主神经功能紊乱：如功能性发热，该病多见于学龄期儿童，与其学习、生活压力有关，无须特殊治疗；⑧伪装热：多见于大龄儿童，必要时对照肛温、腋温有利于疾病判断；⑨其他：长期高蛋白饮食、体温过高及夏季热等。

（沈君　李素云）

参考文献

［1］李永柏，梁芳芳. 自身炎症性疾病与自身免疫性疾病［J］. 中华实用儿科临床杂志，2013，28（9）：641-643.

［2］李冀，宋红梅. 自身炎症性疾病分类［J］. 协和医学杂志，2014，5（4）：450-454.

第四节　诊断思路

　　发热待查的诊断思路与一般疾病的临床诊断一致，详尽的病史询问与仔细的体格检查是第一步，有时候病史中的一个细节、体格检查中的一个阳性体征，往往是明确诊断的关键线索，这种体会与经验的积累在医师的成长过程中是非常重要的。

» 病史询问

　　详尽的病史询问对诊断有较大帮助。在临床工作过程中，有些医师对病史的询问非常不重视，没有全面、系统地对病史进行采集。病史询问需要注意以下方面：①患儿的发病年龄，各年龄段对应的疾病类型是不同的，同时，不同的发病季节和性别对应的疾病谱也有差异。②接触史的询问，包括患儿与其家属或亲属、同学或朋友的疾病接触史及与动物、植物、理化因素等接触史。笔者曾经在诊断一位长期发热的患儿时，询问到该患儿家庭饲养过观赏型的乌龟，该患儿经常接触乌龟，导致其感染了非结核分枝杆菌，以致长期发热。另外，狗虽已接种钩体病疫苗，但仍可携带和排泄该菌，人接触后可被传染；猫可引起猫抓病（CSD）；食用兔肉和松鼠肉可致口咽部淋巴结肿大或伤寒样土拉菌病。此外，还需要询问是否曾被蜱虫、恙虫、蚊虫叮咬或者去过寄生虫病流行地区。③饮食史的询问，如是否吃过生鱼片，是否长期饮用未经巴氏消毒的新鲜牛奶、羊奶等，是否有多饮、多尿的现象。④用药史的询问，不仅包括口服药物，也包括外用药物，不仅包括在本院治疗时的用药情况，也包括在外院或诊所治疗时的用药情况，因为某些药物的使用与体温变化有相关性。⑤疫苗接种史的询问，尤其是原发性免疫缺陷患儿接种疫苗后出现的长期发热情况要引起重视。⑥围生期史的询问，询问患儿在母体子宫发育过程中是否有异常，是否有早产，出生后是否有窒息，是否使用呼吸机辅助通气等。⑦生长发育史的询问，询问患儿生长发育情况，如有无行为、语言发育迟缓等现象。⑧家族史的询问，如家庭中是否有结核病患者，是否有长期发热的患者，是否有遗传代谢病患者，是否有免疫缺陷患者等。⑨既往史的询问，询问患儿的既往病史及疾病的治疗效果、随访情况，现在是否还在服用某些药物等。尤其对于有多次发热病史的患儿，要思考其发热是多个疾病造成的还是一个疾病发展所呈现的不同阶段。

» 伴随症状

在询问以上相关的病史之后，对于发热的症状也要重点询问，发热的缓急，体温的高低，发热的类型、时限、规律性、发展过程以及对退热药的反应情况等都是病史采集的内容，不同的情况对应的疾病类型不同。另外，对于发热的伴随症状，一定不能轻视，发热是否伴有咳嗽、腹泻、腹痛、头痛、呕吐、精神异常、皮疹、消瘦、乏力、胃纳差等情况对于发热疾病的综合判断具有重要意义。

» 体格检查

除了病史询问，体格检查也考验临床医师的基本功，仔细的体格检查可提供诊断线索。在临床上，体格检查是动态的而不是一成不变的，因为疾病在动态发展，所以在体格检查过程中要注意发现患儿的新体征。有些患儿在体格检查时不配合，导致体格检查结果不完整，在病历书写过程中经常出现"查体不合作"字样，甚至到出院时病程记录仍然是"查体不合作"，管床医师对入院时查体不合作的患儿，可以待其熟睡时再检查未完成的项目。

» 实验室检查

在详细的病史询问和体格检查之后，根据病史、体征所提供的线索选择性地进行实验室检查。实验室检查切忌"大撒网""大包围"，否则不仅增加医疗费用，也增加患儿的痛苦。同时，这种检查模式往往表明临床医师并没有对病史及体格检查所提示的线索进行深入的思考。对于一些在进行基础的检查及针对性检查之后仍然无法明确病因的患儿，可以考虑扩大检查范围，继续寻找临床证据。由于疾病的发展有其自身的时间规律，有些症状、体征、实验室阳性结果是逐步显现出来的，当一位患者的诊断长期无法明确时，一定要反复询问其病史，反复为其进行体格检查，必要时重复实验室及影像学检查。曾经有一位发热待查的患儿，其在当地行相关检查后没有找到明确的病原体，住院后笔者根据发病的季节、年龄、病史、体格检查及实验室检查考虑患儿为伤寒杆菌感染，在使用头孢哌酮抗感染5天后，患儿仍有发热，在病程第7

天为患儿复查肥达试验和外斐反应，结果显示抗体滴度明显升高，这印证了当初的判断，笔者据此调整了药物的剂量并对患儿实行足够疗程的治疗，最终患儿痊愈出院。

总之，对于儿科发热待查的病例，首先要从常见疾病的常见临床表现入手，其次思考常见疾病的少见临床表现，然后进一步明确少见疾病的常见临床表现，最后考虑是否为少见疾病的少见临床表现。

（沈君　李佩青）

参考文献

［1］范学工，全俊. 发热待查的诊断思路和处理原则［J］. 中国感染控制杂志，2009，8（4）：228-231.

第五节 传统检验检查技术及结果判读

对于发热待查患儿，通过详细的病史采集和体格检查可以得到一个初步结论，并确定接下来检查的方向，以验证最初的想法是否正确，获得支持性或否定性的证据。在发热待查的病因中，感染性发热最多见，其中50%以上为细菌感染，不同地区最常见的细菌感染存在差异。其次为风湿免疫性疾病和肿瘤性疾病。此外，药物热、伪装热、中枢神经系统功能障碍及其他原因造成的长期发热在发热待查中也占有一定的比例。大约10%的发热待查病例始终无法明确病因。在特殊群体或个体如免疫缺陷或抑制、术后住院患者中，其发热的原因也具有差异。因此，设定实验室检查项目时应根据不同情况作出相应的调整，图1-5-1是根据发热时间长短及是否合并严重脓毒血症情况分阶段为患儿进行的相关检查，当然这些检查项目也会根据对患儿的早期评估结果及病情的发展穿插进行。

» 发热2周以内的检查

实验室检查：三大常规（血常规、尿液分析、大便常规）、血沉（ESR）、降钙素原（PCT）、C反应蛋白（CRP）、血培养（高热时在不同部位采血）、尿液培养（插尿管进行）、大便培养、痰培养、咽拭子呼吸道病原体核酸、呼吸道病原体抗体九项、抗链球菌溶血素O（ASO）、速诊生化、凝血四项、血气分析、电解质。

影像学检查：胸部X线、心电图、腹部肝胆脾胰B超、胃肠道B超、泌尿系统B超、心脏彩超。

以上是多数入院患儿需要完成的基本检查项目，这些检查可明确疾病严重程度及是否累及多系统，甚至可以明确发热的病因。

1. 常规检查

三大常规是儿科住院患者的必查项目，其中以血常规检查在发热鉴别诊断中最为重要。

（1）血常规：对于发热待查患者来说，血常规是必查项目，包括白细胞计数及分

发热2周以内的检查	实验室检查：血常规、血培养（高热时不同部位采血）、尿液培养(插尿管进行)、尿液分析、大便常规、大便培养、痰培养、咽拭子呼吸道病原体核酸、呼吸道病原体抗体九项、血沉（ESR）、降钙素原（PCT）、抗链球菌溶血素O（ASO）、C反应蛋白（CRP）、速诊生化、凝血四项、血气分析、电解质
	影像学检查：胸部X线、心电图、腹部肝胆脾胰B超、胃肠道B超、泌尿系统B超、心脏彩超

发热2~4周加做的检查	实验室检查：肥达试验、外斐反应、结核抗体、Q热血清学检查、巴尔通体血清学检查、布鲁氏菌检查、结核菌素纯蛋白衍化物（PPD）试验、γ干扰素释放试验（IGRA）、风湿免疫检查［抗核抗体（ANA）、抗中性粒细胞胞质抗体（ANCA）、抗磷脂抗体、类风湿因子（RF）等检查］、淋巴细胞亚群检测、中性粒细胞功能检测、人Th1细胞/Th2细胞亚群检测、脑脊液检测、骨髓检查（骨髓细胞学检查、骨髓培养、骨髓活检）、病毒检查［EB病毒（EBV）、巨细胞病毒（CMV）、疱疹病毒、微小病毒B19、登革热病毒检查］、真菌检查［真菌1,3-β-D葡聚糖（BDG）、真菌二项］、弓形虫和肝吸虫血清学抗体、广州管圆线虫涂片及抗原抗体检查、疟原虫血涂片
	影像学检查：胸部计算机体层成像（CT）平扫＋增强扫描、腹膜后B超、头颅磁共振成像（MRI）平扫＋增强扫描、全腹部MRI平扫＋增强扫描、白血病常规X线

发热4周以上加做的检查	甲状腺功能检查、肠镜检查、纤维支气管镜检查、活体检查（肝活检、淋巴结活检、骨髓活检、肌肉活检）、病原微生物高通量测序、全外显子组测序

发热合并严重脓毒血症或噬血倾向时加做的检查	血脂、血清铁蛋白、NK细胞活性、细胞因子sCD25、噬血细胞性淋巴组织细胞增生症（HLH）基因等检查

诊疗计划	❖ 若没有明确的细菌感染指标，不要使用抗生素，应以对症支持治疗为主，并完善相关检查 ❖ 3天之内没有明确诊断或者涉及多脏器功能损害的在入院第4~6天进行第一次科内疑难病例讨论，其间邀请相应专科会诊 ❖ 7天之内没有明确诊断的在入院第8~10天进行中级多学科诊疗（MDT）疑难病例讨论 ❖ 14天内没有明确诊断的在入院第14~16天进行高级MDT疑难病例讨论 ❖ 整个住院期间签好各项知情同意书、告知书等，做好入院谈话、病情谈话

图1-5-1 发热待查的分阶段诊疗

类计数；血红蛋白测定、红细胞计数、红细胞平均值测定和红细胞形态检测；血小板计数、血小板平均值测定和血小板形态检测。血小板的数量和有无异型淋巴细胞等对于疾病的鉴别有一定意义。常见发热疾病的血细胞数量变化见表1-5-1。

表1-5-1 常见发热疾病的血细胞数量变化

血细胞数量变化	常见发热疾病
白细胞增多	严重细菌感染（中性杆状核粒细胞 > 500/μL）、幼年特发性关节炎（JIA）、药物热、婴儿骨皮质增生症
多系血细胞减少和/或形态异常或不成熟	白血病、噬血细胞性淋巴组织细胞增生症（HLH）、系统性红斑狼疮（SLE）、组织细胞性坏死性淋巴结炎
中性粒细胞减少	结核病，人嗜粒细胞无形体病，登革热，EB病毒（EBV）、巨细胞病毒（CMV）及人类免疫缺陷病毒（HIV）感染，SLE，白血病，组织细胞性坏死性淋巴结炎
淋巴细胞增多	猫抓病、EBV感染、弓形体病
淋巴细胞减少	布鲁氏菌病、疟疾、结核病、伤寒、HIV感染、SLE、结节病
贫血	疟疾、结核病、感染性心内膜炎（IE）、JIA、SLE、炎症性肠病（IBD）
血小板增多	JIA、川崎病
血小板减少	EBV、CMV、HIV和细小病毒感染，水痘，钩端螺旋体病，兔热病，立克次体感染，SLE，组织细胞性坏死性淋巴结炎
嗜酸性粒细胞增多	寄生虫或真菌感染、过敏性疾病、肿瘤、免疫缺陷、药物热
异型淋巴细胞	EBV、CMV感染，组织细胞性坏死性淋巴结炎

（2）尿液分析：与尿液培养一同介绍，见本节"发热2周以内的检查"的"4.病原微生物学检查"。

（3）大便常规：与大便培养一同介绍，见本节"发热2周以内的检查"的"4.病原微生物学检查"。

2. 血沉、C反应蛋白和降钙素原

三者均为非特异性炎症标志物，但含义有所不同。

（1）血沉：红细胞沉降率简称血沉，是指在一定条件下红细胞沉降的速度，血沉增快提示炎症性疾病，包括感染、风湿性疾病、晚期肿瘤，但血沉增快对于疾病的提示并没有特异性，不能作为判定特异性疾病的诊断指标。

（2）C反应蛋白：为弥补血沉检查的不足，推荐测定CRP，其值与炎症的活动性直接相关。CRP在炎症早期即迅速升高，在细菌感染尤其是化脓性细菌感染时几乎100%升高，而在病毒感染时大多表现为正常或仅轻度升高。但对于某些自身免疫性疾病（如系统性红斑狼疮、皮肌炎、溃疡性结肠炎）来说，这些疾病虽然炎症反应强烈，但CRP值却较低。因此，联合检测血沉和CRP可起到相互补充的作用。如果血沉和CRP均升高，那么基本排除伪装热的可能。在高丙种球蛋白血症中，ESR可假性升高，但CRP不会。若ESR和CRP均正常，则感染性和炎症性疾病导致发热的可能性降低，但不能排除非炎症因素（如家族性自主神经功能障碍、外胚层发育不良、下丘脑功能障碍、尿崩症和药物热等）。在弥散性血管内凝血（DIC）和噬血细胞性淋巴组织细胞增生症等消耗纤维蛋白原的情况下，ESR可假性降低，但CRP不会。

（3）降钙素原：所有细菌感染均会引起降钙素原升高，严重细菌感染、败血症和全身炎症反应综合征会导致降钙素原显著升高，而病毒感染和非感染性的炎症如自身免疫性疾病以及恶性肿瘤等，因无降钙素原的刺激物，降钙素原不升高或仅轻度升高。

3. 血清电解质＋生化检查

检查血清电解质、血尿素氮（BUN）、肌酐和肝转氨酶，以评估肾脏和/或肝脏受累情况。高钠血症可能提示尿崩症或脱水。低钠血症可能提示钩端螺旋体病或兔热病。BUN和肌酐升高可能提示肾损害（如SLE）和脱水。肝转氨酶升高可能提示无明显特征的病毒感染［如腺病毒、EBV及巨细胞病毒（CMV）］、布鲁氏菌病、兔热病、JIA或组织细胞性坏死性淋巴结炎。

4. 病原微生物学检查（血培养、尿液培养、大便培养、痰培养）

（1）血培养：常规血培养可以诊断儿童的菌血症、感染性心内膜炎、伤寒和布鲁氏菌病。厌氧菌血培养可能有助于分离难养型微生物如念珠状链杆菌和兼性需氧菌。血培养阳性是证实菌血症或败血症最确切的依据。除采样前使用过抗生素外，病原细菌的检出率还与病原体的种类，培养基和培养条件的选择，感染的严重程度，受累的组织、器官或系统以及血液标本的采集等有关。对入院前14天内使用过抗生素的患儿，可考虑连续3天采样培养以增加培养的阳性率。

（2）尿液培养、尿液分析：泌尿系感染是儿童发热待查常见病因之一，由于儿童症状不典型，经常发生隐性感染，常规的尿液分析及尿液培养检查很有意义，不仅有助于确定发热原因，还可鉴别各种白细胞尿。比如：发现脓尿和细菌尿考虑存在泌尿系感染；发现无菌性脓尿提示川崎病、毗邻腹腔内感染、泌尿生殖系统结核；发现血尿、蛋白尿需要警惕SLE、IE、钩端螺旋体病；发现尿液比重低或低渗透压要排查尿崩症的可能。因清晨第一次尿中病原菌浓度高，通常以清晨留取的第一次中段尿作为送检标本。分枝杆菌培养一般采集一次夜尿标本即已足够。

（3）大便培养、大便常规：部分患儿原因不明的发热是由细菌性肠炎导致，大便常规特别是大便培养有利于细菌性肠炎的发现及诊断。

（4）痰培养：有呼吸道症状的患儿可完善痰液细菌和真菌的培养与鉴定，但由于口腔存在正常的菌群，比较容易培养出定植菌，需结合症状及药敏试验综合分析，如有必要完善纤维支气管镜检查时，通过支气管镜取分泌物做的痰涂片检查和支气管肺泡灌洗液培养检查对于诊断更加有意义，特别是对于卡氏肺孢菌、军团菌或分枝杆菌等少见病原菌感染的诊断价值更大。需要注意的是，对于分枝杆菌来说，其在清晨空腹胃液中的检出率比在痰液中高。

5. 抗链球菌溶血素O

患儿如感染A族链球菌后，可产生链球菌溶血素O抗体，即ASO。ASO升高提示可能存在链球菌感染，一般在感染后1周，ASO开始升高，4～6周达到高峰，感染得到控制，ASO下降并在6个月内回到正常值，如果ASO不下降，提示可能存在复发性感染或慢性感染。ASO进行性升高对诊断有重要意义，风湿热、急性肾小球肾炎、结节性红斑、猩红热、急性扁桃体炎等患者的ASO均明显升高。少数肝炎、结缔组织病、结核病及多发性骨髓瘤患者的ASO亦升高。

6. 病原检测（咽拭子呼吸道病原体核酸、呼吸道病原体抗体九项）

病原检测有利于查找发热待查的病因，但血清单次抗体效价升高并不能说明有活动性感染，2次效价升高4倍以上才比较有诊断意义，聚合酶链反应（PCR）测病原核酸结合病原血清抗体检测可以提高检出率。多数病毒性感染的病程短，不考虑为持续性发热的原因，但人类免疫缺陷病毒（HIV）和巨细胞病毒感染例外，两者传播范围广，在进一步的基本检查中应作为发热原因加以排除。但要注意，抗CMV抗体升高也可以是其他引起发热的感染性疾病再活动的表现。近年来，临床发现腺病毒、单纯疱疹病毒感染亦会引起小儿较长期的发热。

7. 胸部X线

无论有没有咳嗽等呼吸道感染的征兆，都建议常规完善胸部X线检查，因为免疫缺陷患者如粒细胞缺乏者肺部感染的表现并不典型。胸部X线对肺部感染和肿瘤性病灶有确诊或提示意义，并为进一步的检查提供依据。胸部X线发现淋巴结肿大提示结核病、淋巴瘤可能；发现纵隔肿块提示白血病、淋巴瘤、神经源性肿瘤、横纹肌肉瘤可能；发现小结节密度影提示钩端螺旋体病；旧结核病灶可能提示现在的发热与肺外结核有关。

8. 腹部B超

超声检查便捷、无辐射，因此常作为筛查某些占位性病变的首选方法。对于腹腔脓肿的发现，B超的敏感性与CT相当，可以发现直径＞1 cm的实质性占位性病变，还可以了解有无腹腔积液，腹腔、盆腔、腹膜后等部位的其他病变及炎症性肠病（如克罗恩病）增厚的肠壁。

9. 心脏彩超

心脏彩超检查的主要目的是排查有无感染性心内膜炎、心包积液、川崎病等。对于既往有心脏病变的患儿，若有相应的体格检查异常（如新发心脏杂音、瘀点）或实验室检查发现贫血、ESR、CRP升高和血培养阳性，应考虑感染性心内膜炎的可能，建议完善心脏彩超检查。对于临床考虑川崎病的患儿，心脏彩超有助于排查有无冠状动脉瘤。

» 发热2～4周加做的检查

发热2～4周可加做以下实验室检查及影像学检查。

实验室检查：肥达试验、外斐反应、结核抗体、结核菌素纯蛋白衍化物（PPD）试验、γ干扰素释放试验（IGRA）、风湿免疫检查［抗核抗体（ANA）、抗中性粒细胞胞质抗体（ANCA）、抗磷脂抗体、类风湿因子（RF）等检查］、Q热血清学检查、巴尔通体血清学检查、布鲁氏菌检查、淋巴细胞亚群检测、中性粒细胞功能检测、人Th1细胞/Th2细胞亚群检测、脑脊液检测、骨髓检查（骨髓细胞学检查、骨髓培养、骨髓活检）、病毒检查（EBV、CMV、疱疹病毒、微小病毒B19、登革热病毒检查）、真菌检查［真菌1,3-β-D葡聚糖（BDG）、真菌二项］、弓形虫和肝吸虫血清学抗体、广州管圆线虫涂片及抗原抗体检查、疟原虫血涂片。

影像学检查：胸部计算机体层成像（CT）平扫＋增强扫描、腹膜后B超、头颅磁共振成像（MRI）平扫＋增强扫描、全腹部MRI平扫＋增强扫描、白血病常规X线。

1. 肥达试验、外斐反应

肥达试验、外斐反应是诊断伤寒和斑疹伤寒的血清学试验，肥达试验对伤寒、副伤寒有辅助诊断意义。机体感染伤寒、副伤寒杆菌后会产生相应抗体，正常人因隐性感染或预防接种，血清中可含有一定量的抗体。一般当H凝集效价≥1∶160，O凝集效价≥1∶80，副伤寒凝集效价≥1∶80时，才有诊断意义。病程中应每周复查一次，如患者H与O的凝集效价均高于参考值或较原凝集效价升高4倍以上，则患伤寒的可能性很大。若H凝集效价高而O凝集效价低于正常值，则可能是以往预防接种疫苗的结果或非特异性回忆反应所致。外斐反应主要用于诊断立克次体感染，具体的疾病包括流行性斑疹伤寒、地方性斑疹伤寒和恙虫病（又称丛林斑疹伤寒）。外斐反应包括OX19、OX2、OXK 3个项目实验。其中，OX19和OX2用来辅助诊断流行性斑疹伤寒和地方性斑疹伤寒，当抗体效价＞1∶160，或者病程中抗体滴度升高4倍以上才有诊断价值，但并不能区别这两种感染；OXK用于辅助诊断恙虫病，当抗体效价达到1∶160或者以上，或者隔周效价升高4倍以上才有诊断意义。

2. 结核抗体、结核菌素纯蛋白衍化物试验、γ干扰素释放试验

结核病是儿童发热待查的一个重要原因。肺外结核（播散性结核或者肝脏、腹膜、心包、泌尿生殖道结核）比肺结核更有可能引起原因不明的发热，后者在胸部X线上有明显表现。肺外结核可发生于胸部X线无疾病表现及PPD试验阴性的儿童，必须对本病保持高度怀疑且需要详细询问可能的接触史。结核抗体、PPD试验、IGRA为筛查结核分枝杆菌感染的检查，PPD试验不能区分结核病、结核分枝杆菌潜伏感染和非结核分枝杆菌感染，必须结合临床特征及相关暴露史对结果进行解读。在免疫功能正常、经培养证实的结核病儿童中，高达40%的患儿可能为PPD试验阴性。PPD试验阳性率因疾病形式不同而有差异；肺结核及肺外结核病例的PPD试验结果通常为阳性（阳性率分别为90%及80%），而粟粒性结核和结核性脑膜炎病例的PPD试验阳性率通常仅为50%。IGRA是针对相对结核特异性抗原（卡介苗和大多数非结核分枝杆菌中没有的抗原）的细胞介导免疫应答的体外血液检查。在诊断结核分枝杆菌感染方面，IGRA与PPD试验的敏感性相近，但特异性更高。IGRA在结核分枝杆菌感染率较低的环境中的敏感性要高于感染率较高的环境。IGRA结果为阳性时，应视为提示结核分枝杆菌或牛分枝杆菌（Mycobacterium bovis）感染。IGRA结果为阴性时，不能绝对排除结核分枝杆菌感染。对于免疫功能受损的儿童，应谨慎解读IGRA结果。IGRA包括针对淋巴细胞反应性的阳性对照，如果记录到不充分的对照反应性，则认为IGRA结果是不确定或无效的。

3. 病毒检查（EB病毒、巨细胞病毒、疱疹病毒、微小病毒B19、登革热病毒检查）

大多数病毒感染呈自限性过程，一般在感染2周内恢复，但CMV、EBV、腺病毒、肝炎病毒、肠道病毒和一些虫媒病毒感染会引起原因不明的发热，这些感染的症状和体征可以是非特异性的，并且可变的，所有病毒检查可用于辅助诊断，表1-5-2单独列出了抗EBV抗体的临床意义，可供参考。常用的病毒实验室检测方法为血清学（抗体检查）和聚合酶链反应。早期出现的是免疫球蛋白M（IgM）抗体，然后是IgG抗体。在分析结果时应注意：①单次抗体效价升高不足以说明有近期感染，连续检查发现抗体效价持续升高（4倍以上）才具有意义；②不同病原体可能有共同抗原所致的交叉反应，故必须设立严格的对照实验和排除实验，才能正确判断结果；③PCR检测具有快速的优点，但因其敏感性高，加上众多的实验影响因素，故易出现假性（假阳性或假阴性）结果。

表1-5-2　抗EBV抗体的临床意义

抗EBV抗体			意义
EBV壳抗原 CA-IgM	EBV壳抗原 CA-IgG	EBV核抗原 NA-IgG	
–	–	–	无免疫反应
+	–	–	急性感染或非特异性反应
+	+	–	急性感染
	+	+	既往感染
	+		急性感染或既往感染
+	+	+	原发感染晚期或再激活
		+	既往感染或非特异性反应

4. 布鲁氏菌检查

布鲁氏菌病是一种动物源性感染的疾病，主要通过摄入感染动物（牛、绵羊、山羊、骆驼、猪或其他动物）制品（如未经巴氏消毒的乳制品）或是接触其组织、体液而发生感染。对于疑似布鲁氏菌病患者，应进行血培养和血清学检测。

5. Q热血清学检查

Q热是由贝纳柯克斯体（Coxiella burnetii）引起全身性感染的一种自然疫源性传染病，又称柯克斯体病。牛、羊、狗、马、骡和猪等家畜为主要传染源。临床特征为发热、头痛、全身肌肉疼痛，但无皮疹，有时伴间质性肺炎，少数患者出现慢性肝炎或致命性的心内膜炎。Q热柯克斯体凝集试验：抗体效价在1：512～1：16有诊断意义。间接免疫荧光试验：Q热立克次体Ⅱ相抗体升高表明最近接触或急性型Q热。Q热柯克斯体Ⅰ相抗体滴定：IgG＞1：800和免疫球蛋白A（IgA）＞1：50或者Ⅰ相抗体水平高于Ⅱ相则提示慢性型Q热。

6. 弓形虫和肝吸虫血清学抗体、广州管圆线虫涂片及抗原抗体检查

弓形虫病是引起儿童发热待查的另一种感染性疾病。如果儿童曾接触被猫科动物大便污染的土壤或摄入野味，则应考虑该病。该病在发热时常伴有颈部或锁骨上淋巴结肿大，但发热偶尔可能是唯一的表现。免疫功能受损，如器官移植、长期免疫抑制治疗都可使隐性感染状态转为急性发病。对养猫者的原因不明的发热应想到弓形虫病的可能。抗体滴度升高即可诊断，然而仅出现抗体滴度升高不足以做出急性感染的诊断，因为抗弓形虫IgG抗体普遍存在，而IgM抗体可持续存在数月。广州管圆线虫病较常作用于内脏，尤其是感染中枢神经系统，会导致嗜酸性粒细胞增多性脑膜脑炎或脑膜炎，出现发热、头痛、呕吐、抽搐、昏迷等症状。华支睾吸虫重度感染时也会导致发热，对于有进食生的或半生的鱼虾螺类等食物者可以通过镜检病原体及检查有无相应抗体排查此类疾病。

7. 疟原虫血涂片

对于发热待查患儿，疟疾是一项需要考虑的重要因素。发热通常伴有脾大。虽然此类患者常常有到疟疾流行地区的旅行史，但这不是普遍现象；疟疾感染可推迟至旅行后数月发生，并可发生于已经采取了预防疟疾措施的个体。通过检查适当染色的薄或厚血涂片可作出诊断。

8. 风湿免疫检查

风湿免疫检查包括抗核抗体、抗中性粒细胞胞质抗体、抗磷脂抗体、抗脱氧核糖核酸抗体、类风湿因子等检查。风湿性疾病是儿童发热待查的第二大常见病因分类。

（1）抗核抗体：是以细胞的胞核成分为靶抗原的自身抗体的总称，可见于多种

风湿性疾病，尽早做ANA检查可提示是否存在基础结缔组织病，特别是系统性红斑狼疮，但其特异性有限。

（2）抗中性粒细胞胞质抗体：对血管炎的诊断和鉴别诊断有重要意义。抗中性粒细胞胞质抗原的抗体作为韦格纳肉芽肿病（Wegener granulomatosis）的标志物，具有较高的特异性。抗髓过氧化物酶抗体属于ANCA的一种，其检测阳性提示多血管炎。

（3）抗磷脂抗体：抗磷脂抗体分为狼疮抗凝物和抗心磷脂抗体两大类。临床上常检测抗心磷脂抗体（IgG、IgM和IgA型），抗心磷脂抗体阳性提示存在抗磷脂抗体综合征。原发性抗磷脂抗体综合征是一种自身免疫性疾病，一般没有存在基础疾病的情况，继发性抗磷脂抗体综合征常继发于其他免疫性疾病，如系统性红斑狼疮等。狼疮抗凝物阳性可见于结缔组织病、少数感染性疾病［特别是获得性免疫缺陷综合征（AIDS）］以及原发性抗磷脂抗体综合征。

（4）抗脱氧核糖核酸抗体：抗脱氧核糖核酸（DNA）抗体分为抗双链DNA（dsDNA）抗体和抗单链DNA（ssDNA）抗体。抗双链DNA抗体见于系统性红斑狼疮的活动期，阳性率为70%～90%，具有较高的特异性，是系统性红斑狼疮的标志性抗体之一。抗单链DNA抗体在系统性红斑狼疮活动期中有很高的阳性率（70%～95%），但特异性不强，还可见于多种疾病，包括药物性狼疮及一些非自身免疫性疾病，如慢性活动性肝炎和细菌感染等，故其临床价值远不及抗双链DNA抗体。

（5）类风湿因子：类风湿因子是以体内变性IgG为靶抗原的一种自身抗体，在类风湿关节炎患者血清中滴度较高，且持续时间较长，与病情和治疗反应相关。已知有4种类风湿因子，即IgM型、IgA型、IgG型、免疫球蛋白E（IgE）型。目前临床上常测定的是IgM型类风湿因子，其在类风湿关节炎患者中的阳性率约为90%，也可见于其他风湿性疾病和存在慢性抗原刺激的其他多种疾病，如系统性红斑狼疮、硬皮病、干燥综合征、多发性肌炎、皮肌炎、结节性多动脉炎、慢性肝炎、肝硬化、结核病以及慢性支气管炎等。

9. 真菌检查（真菌1,3-β-D葡聚糖、真菌二项）

与发热待查有关的真菌感染是系统性或侵袭性感染。免疫力正常者极少发生侵袭性真菌感染，易感者通常是免疫缺陷患者。存在粒细胞缺乏、免疫抑制、HIV感染、烧伤、静脉留置导管、长期应用广谱抗生素和糖皮质激素以及移植等情况的发热待查患者应注意排查侵袭性真菌感染。最常见的病原体是念珠菌、曲霉菌，而组织胞浆菌和隐球菌感染较少见。真菌1,3-β-D葡聚糖升高特别是真菌二项抗原检测阳性提示可能存在真菌感染。

10. 其他感染病因检查

猫抓病由汉赛巴尔通体（Bartonella henselae）感染所致，可导致儿童长期发热。虽然CSD常表现为单纯淋巴结受累，而肝脾受累是与发热待查相关的CSD的标志。腹部超声检查显示多发性肝或脾充盈缺损（肉芽肿的特征）提示CSD，血清学检查或者淋巴结、肝或骨髓病灶活检，可确诊汉赛巴尔通体感染。

11. 淋巴细胞亚群检测、中性粒细胞功能检测、人Th1细胞/Th2细胞亚群检测

发热也可由多种先天性和获得性免疫缺陷状态（如HIV）引起。有些免疫球蛋白缺乏（如无丙种球蛋白血症）患儿有反复发热（伴或不伴局部感染）的病史，其他有淋巴细胞功能异常的患儿更可能存在持续性病毒或寄生虫感染，伴有长期发热，故对长期发热的患儿进行淋巴细胞亚群检测、中性粒细胞功能检测、人Th1细胞/Th2细胞亚群检测等这类免疫细胞及细胞因子的检测有利于了解机体细胞免疫水平，且对免疫缺陷病及多种疾病的发病机制、疗效判断、免疫治疗及预后都有重要意义。

12. 脑脊液检查

腰椎穿刺脑脊液检查有利于明确中枢神经系统炎症性疾病导致的发热，是排查颅内感染的重要手段。脑脊液细胞数升高、葡萄糖降低、氯化物降低、培养阳性提示存在颅内病变的情况。

13. 骨髓检查

骨髓检查包括骨髓细胞学检查、骨髓培养和骨髓活检。骨髓检查是明确发热待查患儿病因的重要手段，特别是对周围血象有异常的患儿，可提供极有价值的诊断信息。骨髓检查可以明确诊断或有助于诊断的发热性疾病主要是血液系统疾病，如白血病、恶性组织细胞病、朗格汉斯细胞组织细胞增生症、恶性实体瘤骨髓转移等和感染性疾病。在对长期发热患儿进行骨髓检查时，应常规送检穿刺液培养，并注明培养目的。有些感染骨髓培养的阳性率高于外周血血培养的阳性率。

14. 进一步影像学检查

（1）CT检查：对于长期发热的患儿，CT检查主要用于肿瘤、脓肿和其他炎性病变的早期诊断，可发现＜1 cm的病变。在胰腺、肠系膜病变和腹膜后肿瘤（如恶性畸胎瘤、恶性淋巴瘤等）、假性脓肿及其他局灶性炎性病变的诊断上，CT具有更高的敏

感性和特异性。

（2）MRI检查：无辐射，能够做MRI检查的儿童尽量选择做MRI检查，这样可以避免接受辐射，MRI增强扫描＋弥散加权成像（DWI）有助于鉴别肿瘤与感染的状况。

» 发热4周以上加做的检查

发热4周以上必要时加做：甲状腺功能检查、肠镜检查、纤维支气管镜检查、活体检查（肝活检、淋巴结活检、骨髓活检、肌肉活检）等。

1. 甲状腺功能检查

由于甲状腺激素分泌增多，甲状腺功能亢进症患者可能会出现内分泌与代谢障碍造成的发热，多数为持续低热。因此对于持续低热的患者，特别是伴有基础代谢增加、热耐受不良伴有出汗的患者需完善甲状腺功能检查。

2. 肠镜检查

发热待查患儿肠镜检查的主要指征是出现局部的腹痛、腹泻、便血和可疑影像学检查结果如肠壁增厚等。克罗恩病和憩室炎等均可仅表现为长期发热和轻微的炎症征象而缺乏相应的表现。

3. 纤维支气管镜检查

当肺部影像学检查有异常，但临床治疗效果欠佳或痰液细胞学检查无法确定是炎症感染还是肿瘤性病变时，可考虑进行纤维支气管镜和支气管肺泡灌洗或经支气管镜肺活检检查。纤维支气管镜检查对诊断不典型的肺部病变（如隐性肺内结核和其他感染、结节病或肿瘤等）有所帮助。

4. 活体检查

对于发热待查患儿，临床常做的穿刺活检主要有肝活检、淋巴结活检、骨髓活检和肌肉活检等。

（1）肝活检：病理诊断的主要发热原因包括结节病、不明原因的肉芽肿性肝病、肝结核、布鲁氏菌病、慢性肝炎、恶性组织细胞病和其他转移性肿瘤等。

（2）淋巴结活检：针对病因不明确的发热伴淋巴结肿大的患儿，淋巴结活检对于明确其病因有着至关重要的作用。淋巴结越大，其诊断价值也越大。直径＞2 cm的肿大淋巴结提供有意义阳性发现的机会约为70%。活检部位的选择对结果的阳性率也有影响。颌下淋巴结或腹股沟淋巴结由于会受引流区炎症的刺激，诊断特异性差，活检时应尽量避免。相反，对轻度肿大的锁骨上淋巴结必须高度关注，锁骨上（或下颈部）淋巴结肿大与恶性肿瘤风险高度相关（可高达75%）。对浅表淋巴结应采用切除活检，以取得完整的淋巴结病理组织。淋巴结活检对发热待查的3类主要病因的诊断都有帮助：感染性疾病中以对结核病的诊断最为重要；风湿性疾病包括结节病、肉芽肿疾病及系统性红斑狼疮等；肿瘤性疾病中对淋巴瘤的诊断意义最大，其他还有转移性肿瘤、朗格汉斯细胞组织细胞增生症等。淋巴结活检对某些可引起原因不明的发热但目前还分类不明的疾病可能提供唯一的诊断依据，如组织细胞坏死性淋巴结炎和卡斯尔曼病。

（3）骨髓活检：骨髓活检主要用于骨髓增生异常综合征、恶性肿瘤骨髓转移等的诊断和鉴别诊断。

（4）肌肉活检：肌肉活检是诊断肌肉疾病的金指标，也是最有效的诊断方法。对于发热伴有肌痛、肌无力等情况的患儿，肌肉活检对诊断多发性肌炎、皮肌炎有一定的意义。

5. 病原微生物高通量测序、全外显子组测序

详细介绍分别见第一章第六节、第七节。

» 发热合并严重脓毒血症或噬血倾向时加做的检查

发热合并严重脓毒血症或噬血倾向时加做血脂、血清铁蛋白、NK细胞活性、细胞因子sCD25（可溶性白细胞介素-2受体）、噬血细胞性淋巴组织细胞增生症（HLH）基因等检查。空腹甘油三酯 > 265 mg/dL、血清铁蛋白 ≥ 500 ng/mL（特别是 > 3000 ng/mL）、NK细胞活性下降或者缺如、细胞因子sCD25比按年龄校正的特定实验室参考标准高2个标准差以上提示存在HLH的可能。所有符合HLH诊断标准的患儿，以及初步评估后高度怀疑HLH的患儿，均应接受基因检测，以寻找HLH相关基因突变。如果患儿的亲属患有家族性综合征，则可以选择有针对性的基因检测来确认该遗传病。

综上所述，发热待查患儿的病因复杂，必须根据症状和体格检查及已获得的初步结果分阶段一步步制订检查计划，尽可能找到发热的真正原因以帮助长期发热患儿解决问题。

（洪燕　沈君）

参考文献

［1］徐从高，宋强，王鲁群.发热原因待查［M］.济南：山东科学技术出版社，2006.

［2］沃克洛曼，霍利.不明原因发热的鉴别诊断［M］.王思元，译.沈阳：辽宁科学技术出版社，2002.

［3］CHUSID M J. Fever of unknown origin in childhood［J］. Pediatr Clin North Am，2017，64（1）：205-230.

［4］CHIEN Y L，HUANG F L，HUANG C M，et al. Clinical approach to fever of unknown origin in children［J］. J Microbiol Immunol Infect，2017，50（6）：893-898.

［5］ANTOON J W，PERITZ D C，PARSONS M R，et al. Etiology and resource use of fever of unknown origin in hospitalized children［J］. Hosp Pediatr，2018，8（3）：135-140.

［6］SOLDES O S，YOUNGER J G，HIRSCHl R B. Predictors of malignancy in childhood peripheral lymphadenopathy［J］. J Pediatr Surg，1999，34（10）：1447-1452.

［7］CHOW A，ROBINSON J L. Fever of unknown origin in children：a systematic review［J］. World J Pediatr，2011，7（1）：5-10.

第六节 病原微生物宏基因组测序技术

» 核酸测序技术

核酸测序在分子生物学研究中是一项非常重要且意义重大的技术。测序技术最早可以追溯到20世纪70年代，1977年Sanger发明的双脱氧核苷酸末端终止法和Maxam与Gilbert发明的化学降解法标志着第一代测序技术的诞生。以Sanger法为代表的新一代测序技术测序读长可达1000 bp，准确率高（可达99.999%），对生物学研究具有重要意义。人类基因组计划（HGP）就是基于第一代测序技术完成的。

第一代测序方法因通量低、成本高、速度慢，已经不能满足深度测序和重复测序等大规模基因组测序的需求。这促使了宏基因组下一代测序（mNGS）技术的诞生。mNGS的测序读长比第一代的测序读长短，但拥有通量高、周期短、成本低的优点。不同测序平台的测序方法有所不同，在读长和准确度方面各有优劣。其中世界上使用量最大的新一代测序仪是Illumina公司的Solexa和Hiseq，核心原理是边合成、边测序，其综合性价比较高，测序错误率在1%~1.5%，是临床常用的测序方法。

» mNGS技术优势与临床应用

随着mNGS技术的不断发展，其在感染性病原体检测、病原生物学特征和分子流行病学分析中展现了独特的技术优势和广阔的应用前景。传统的病原微生物检测方法主要包括形态学检测、培养分离、生化检测、免疫学和核酸检测。因操作简单、快速、技术要求不高，同时具有一定的诊断敏感性和特异性，目前仍在临床上广泛使用。但传统的检测方法在敏感性、特异性、时效性、信息量等方面存在局限，而且对于未知或者罕见的病原微生物，无法快速识别。mNGS技术不依赖于传统的微生物培养，直接对临床样本中的核酸进行高通量测序，然后与数据库进行比对分析，根据比对到的序列信息来判断样本包含的病原微生物种类，能够快速、客观地检测临床样本中的病原微生物（包括病毒、细菌、真菌、寄生虫等），且无须特异性扩增，尤其适用于急危重症和疑难感染的诊断。根据目前的临床经验、研究结果、mNGS技术的优势及专家共识，总结出mNGS技术6个主要适应证：①病情危重；②特殊患者，如免疫抑制宿主、合并基础疾病和反复住院的重症感染患者；③传统微生物检测结果反复阴性且治疗效果不佳；④疑似新病原体，临床上提示可能有一定的传染性；⑤疑似特殊病原体感染；⑥长期发热和/或伴有其他临床症状、病因不明的感染。符合以上适应证的患者，应尽快送标本进行检测。

» mNGS技术检测流程

mNGS技术的实验流程主要分为样本运输、建库与测序及生物信息分析。其中，建库与测序可以细化为样本前处理、样本总核酸的提取、核酸片段化处理、建立测序文库、上机测序及原始下机数据处理等流程；生物信息分析又可以细分为病原数据库比对（比对微生物检出的序列数、基因组覆盖度、测序深度和属种相对丰度等）、实验质控、判读并出具临床报告等流程。

» mNGS技术检测注意事项

mNGS技术由于灵敏度很高，故需要对临床样本的采集严格要求。样本采集原则：对于感染患者或原因不明的发热患者，应采集感染部位样本进行mNGS检测。样本类型主要有静脉血、脑脊液、肺泡灌洗液、痰液、胸腔积液、腹腔积液、咽部分泌物、局灶穿刺物等多种类型。为减少样本污染，标本收集需要注意以下原则。①严格执行无菌操作：采集无菌标本时应注意对局部及周围皮肤进行消毒，如使用消毒液消毒皮肤，应待其干燥后再采样，尽量收集第二管标本送检，采集的标本须用无菌容器盛装；②采集无菌部位的标本：无菌部位的标本具有更高的临床价值，应尽量送检无菌部位的标本；③选择合适的标本种类：原则上送检感染部位的体液或者组织标本，因其敏感性、特异性和可信度更高，如果感染部位的体液或者分泌物不易采集或者标本不理想，可以选择血液标本。

另外对于影响检验结果的关键过程，需要有相应的质控点，包括运输过程保持低温状态，保证核酸提取质量、文库出库浓度和片段分布大小、下机总数据量、有效数据量、测序质量及数据分析可靠性等。任何不符合质控标准的检测都应及时终止并重新检测，或者在无法重新检测的情况下提供预警，以供临床参考。

全流程的质控标准应包含但不限于如下几点：①每批次实验中都应该包括内参和/

或阳性、阴性对照品；②内参和/或阳性对照品被有效检出且检测到的碱基序列片段数量应该满足实验预期的检测敏感度阈值；③对于不同类型的样本，建议设定基本的序列数据量；④为确保序列比对的准确性，避免因同源错配导致的序列比对错误，建议测序序列读长不少于50 bp（单端读长50个碱基）。

» mNGS技术检测结果判读

目前生物信息分析的平台和软件有很多，测序后的数据需要与微生物数据库进行对比，参考同批次阴性质控标本排除污染。根据丰度、检出的序列数、基因覆盖度等进行排序，根据检测阈值及临床数据筛选病原菌，最终得出检测报告。对于检测报告的解读，目前尚无单纯基于测序结果判断致病菌、污染菌或定植菌的标准，故对于测序结果的判读需结合临床综合判断。

目前mNGS技术作为病原体诊断新利器，对临床的帮助很大，但mNGS技术的病原体单次检测费用仍然较高，且基于成本、报销、时间及法规方面的考虑，临床的感染病原体检测仍然以常规检测技术为主，对疑难危重症、免疫缺陷等特殊患者进行mNGS的意义会更大。对于mNGS技术的更新与应用还有更大的发展空间，如进行定量检测、准确的耐药基因分析、毒力分析等，同时需进一步确定标准、规范的操作流程，制订结果分析指南，通过技术升级及改进降低检测成本，完善参考数据库信息，期待mNGS技术在感染性疾病诊治中有更深入、更广泛的应用。

（王强　沈君）

参考文献

［1］宏基因组分析和诊断技术在急危重症感染应用专家共识组. 宏基因组分析和诊断技术在急危重症感染应用的专家共识［J］. 中华急诊医学杂志，2019，28（2）：151-155.

［2］《中华传染病杂志》编辑委员会. 中国宏基因组学第二代测序技术检测感染病原体的临床应用专家共识［J］. 中华传染病杂志，2020，38（11）：681-689.

第七节 全基因组测序技术在遗传病诊断中的应用

人类基因组测序项目已于2003年完成，耗资约30亿美元。这个基因组序列给人们带来了巨大的希望，它将彻底改变人类对几乎所有疾病的发生机制和治疗手段的理解。人类基因组序列无疑在加速理解许多疾病的病理生物学方面发挥了重要作用。

» 下一代测序技术的应用

下一代测序（NGS）技术近年来在遗传病检测领域得到了广泛应用，以靶向测序及全外显子组测序为代表的技术已成为遗传病诊断的重要工具。以自身炎症性疾病为例，其核心特征是因自身固有免疫功能异常而持续产生炎症。这些疾病的临床表现多样，可表现在某一特定器官，也可呈现出全身症状，如家族性地中海热（FMF）、高IgD伴周期性发热综合征、荨麻疹–耳聋–淀粉样变性病以及家族性寒冷性荨麻疹等。这20年来，新发现的自身炎症性疾病大体分为两类：一类是老基因、新疾病，相当于对固有免疫系统中已知分子的结构、功能或信号通路的再认识；另一类则是新基因、新疾病，以及与之相对应的新的免疫通路或机制。这些全新内容的出现离不开遗传学技术的帮助，全基因组测序就是其中一种重要手段。研究者已针对临床上疑似自身炎症性疾病的患者制定了MDT诊疗流程（图1-7-1），用来明确这些患者的分子病因。

» 全基因组测序的应用研究

NGS技术在临床上的应用包括疾病诊断、疾病筛查、产前筛查、药物指导和个体化用药等（图1-7-2）。在遗传病的诊断方面，基于NGS的全基因组测序（WGS）理论上可以同时检测单核苷酸变异、结构变异（含拷贝数变异）及线粒体变异等，有望进一步提升临床遗传病中自身炎症性疾病的检测效能。它可能会彻底改变带有遗传因素的疾病诊断方式，有助于理解许多疾病发展背后的机制。2019年，《中华儿科杂志》刊发《全基因组测序在遗传病检测中的临床应用专家共识》。该共识适用于以NGS技术为主的高覆盖度WGS（通常＞40X）在遗传病临床诊断性检测中的应用，主要针对

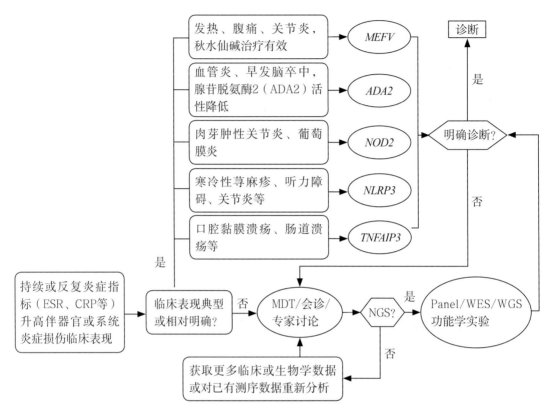

Panel：基因包；WES：全外显子组测序；WGS：全基因组测序。*MEFV*、*ADA2*、*NOD2*、*NLRP3*、
*TNFAIP3*处为针对高度典型患者直接进行的测序，此处仅列举5个代表性基因。

图1-7-1　自身炎症性疾病的MDT诊疗流程

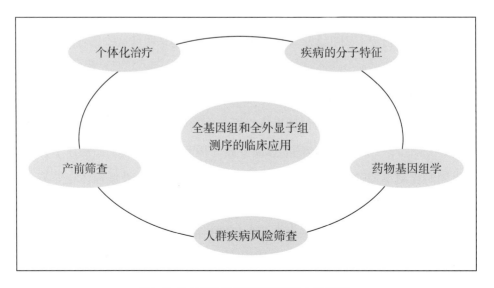

图1-7-2　NGS技术在临床医学中的应用

符合孟德尔遗传规律的基因或基因组疾病。2021年Yan Sun等人证实WGS检测单核苷酸变异和插入缺失片段（SNV/indel）的灵敏度和阳性预测值随着平均深度的增加而增加，并在平均测序深度40X处达到平稳。在<1 kb的拷贝数变异（CNV）中，不同工具检测CNV的灵敏度有很大的差异。疾病相关基因和CNV的覆盖度随平均深度增加而增加。

除了研究和选定的临床应用之外，关于WGS的实施还有一些重要的、尚未解决的问题，如：WGS技术和基因型表型连锁的假阳性率是多少？如何解决这些问题？有多少患者会因为这些假阳性而接受不必要的、昂贵的、可能有害的手术？此外，对WGS数据进行全面临床解读的人类资源需求仍然是相当巨大的，且对可能引起疾病的基因变异株的分类还存在着很大的不确定性。

» 全基因组测序的临床适应证

基于对WGS临床应用的争论，以下情况临床医师可推荐患者使用WGS进行基因诊断：①如高度怀疑患者有自身炎症性疾病（临床症状、体征和其他检测结果提示，家族史阳性或近亲结婚家系），但先前经过染色体核型、微阵列芯片或全外显子组测序等一种或多种遗传学检测均未获得明确的分子诊断，WGS可能是进一步评估的最佳选择；②如患者表型为非特异性（原因不明的发热等），为获得时间或经济效益而寻求一次性、全面性的遗传学检测（新生儿或重症患儿等），可推荐使用WGS检测方法；③目标疾病遗传异质性低，虽已有公认的靶向检测方法，但有可能部分致病变异（非编码区变异等）不在靶向检测的范围，这种情况也可使用WGS。

但对于一些疾病，不推荐使用WGS。目标疾病致病基因的相当一部分变异类型不在WGS检测范围，如贝-维综合征（Beckwith-Wiedemann syndrome）等基因印迹疾病，或目标疾病致病基因存在同源区域等情况，如先天性肾上腺皮质增生症（*CYP21A2*基因相关）等，不推荐使用WGS进行基因诊断。

随着测序成本的降低，WGS有可能改变罕见和未诊断疾病的临床诊断方式，在不久的将来成为临床诊疗常规的一部分。

（刘光明　沈君）

参考文献

［1］中国医师协会医学遗传医师分会，中华医学会儿科学分会内分泌遗传代谢学组，中国医师协会青春期医学专业委员会临床遗传学组，等. 全基因组测序在遗传病检测中的临床应用专家共识［J］. 中华儿科杂志，2019，57（6）：419-423.

［2］于仲勋，宋红梅. 自身炎症性疾病的过去、现在与未来［J］. 中国科学（生命科学），2021，51（8）：1031-1039.

［3］CHRYSTOJA C C, DIAMANDIS E P. Whole genome sequencing as a diagnostic test：challenges and opportunities［J］. Clin Chem，2014，60（5）：724-733.

［4］SUN Y, LIU F, FAN C, et al. Characterizing sensitivity and coverage of clinical WGS as a diagnostic test for genetic disorders［J］. BMC Med Genomics，2021，14（1）：102.

［5］DEPRISTO M A, BANKS E, ROPLIN R, et al. A framework for variation discovery and genotyping using next-generation DNA sequencing data［J］. Nat Genet，2011，43（5）：491‐498.

［6］MEYNERT A M, ANSARI M, FITZPATRICK D R, et al. Variant detection sensitivity and biases in whole genome and exome sequencing［J］. BMC Bioinf，2014，15（1）：247.

第八节 治疗原则

对于发热待查病例，治疗的原则首先是积极寻找病因，在找到病因的基础上以对因治疗为主，对症治疗为辅；若暂时未找到病因，则以对症治疗为主，对因治疗为辅；若患儿病情危重，无论病因是否找到，都必须以对症、支持治疗为主，同时兼顾对因治疗。对因治疗和对症治疗是相辅相成、辩证统一的。临床上见到的病例有共性方面，如发热是发热待查病例的共性，也有个性方面，表现在不同的个体、不同的疾病、不同的症状和体征之间。共性之中有个性，个性之中有共性。任何医疗手段，选择的时机不同，产生的结果可能不同，在诊疗过程中要有预判并进行前瞻性的思考，同时要冷静地决策和干预，更要注重干预后的再评估。

» 对症治疗

对症治疗主要是对发热的处理。根据患儿的体温分两种情况做出相应的对症处理：①37.5 ℃≤体温＜38.5 ℃，主要行物理降温治疗，根据患儿不同情况采取松解衣被、温水浴、冷敷等治疗；对于年龄较大的患儿而言，即使体温在38.5 ℃以下，仍然会有头晕、头痛等不适症状，此时可酌情考虑使用退热药改善患儿不适症状，而不是认为体温没达到38.5 ℃就不能使用退热药；对于既往有抽搐病史的患儿，退热药的使用也不必拘泥于体温的特定数值。②体温≥38.5 ℃，除了行物理降温治疗外，应加用退热药，目前在儿科常用的退热药为布洛芬和对乙酰氨基酚，有些感冒类的西药或含有退热成分或清热解毒成分的中成药也能起到退热的效果。

» 退热过程中需要考虑的问题

在临床上经常有高热的患儿即使服用了退热药，退热效果仍然不好，因此有医师建议将对乙酰氨基酚与布洛芬联用或交替使用来达到退热的效果，但笔者对此持保留态度。如果用一种退热药能达到效果的就不要轻易联用或交替使用，只有确实存在仅用一种退热药起不到效果的情况时，才考虑联合使用或交替使用。当然，在用药时也要明确一些影响药效的细节问题，如：在使用一种退热药无效时应考虑药物是否已经过期？是否充分摇匀使用？是否在空调或高温环境中服用？服用多久测量的体温？用药是否足量？尤其很多患儿服药后不久即吐出来，这些情况都会影响退热效果。另外，因为高热，不显性失水增加，在服用退热药时，患儿有没有充分补足液体量？这些在退热的过程中都必须加以考虑。

» 糖皮质激素的选择

将糖皮质激素当作退热药来使用的现象仍很普遍，糖皮质激素对无论何种病因引起的发热均有良好的退热作用。但在未明确病因前，使用糖皮质激素治疗可能会掩盖病情，增加临床正确诊断的难度，长期应用可能导致原发感染扩散或诱发二次感染。因此，除非是高度怀疑结缔组织病的患儿或者已经明确是结缔组织病的患儿（对于结缔组织病患儿来说，糖皮质激素已经不是单纯的退热药物，而是治疗药物），否则不建议将糖皮质激素当作常规退热药来使用。

» 对因治疗

在对症治疗之外，便是积极寻找病因，对因治疗才是治疗的根本。感染性疾病是儿科发热待查的主要原因之一，绝大多数的发热待查患儿均不同程度地接受过抗菌药物治疗，因此对于感染性疾病的诊断更需要明确相应的病原体，凡是可能和感染相关的体液、分泌物等均应送相应的检查，如血培养、尿液培养、咽拭子培养、脑脊液培养及骨髓培养等，尽量做到目标治疗，减少因抗菌药物滥用引起的病原体耐药现象及药物不良反应，减轻患儿治疗上的经济负担。但对于病情较重的高热患儿，当高度怀疑细菌感染时，在采集相应培养标本后应尽早经验性给予广谱抗菌药物以行抗感染治疗。临床怀疑免疫缺陷或中性粒细胞缺乏的患儿也需要进行合理的预防性抗感染治疗。一般感染性疾病只要抗菌药物选择正确，体温变化在3~5天就能体现出来。

» 诊断性治疗

由于发热待查患儿病因多样，临床缺乏特异性，加上实验室检查具有局限性，仍有部分病例的病因始终不明，在一定程度上难以做到对因治疗，此时往往进行对症治疗或诊断性治疗。在排除某些恶性疾病且不影响进一步检查的情况下，可根据患儿的临床特点，针对引起发热可能性最大的病因进行诊断性治疗。进行诊断性治疗需满足以下条件：①疾病可能是单一的；②治疗药物的机制及作用是明确且特异的；③治愈标准是已知和客观的。在进行诊断性治疗的过程中一定要边治疗、边密切观察病情变化，做到药物剂量合理、疗程足够。若经规范诊疗仍不能明确诊断者，应考虑请感染科、免疫科、血液肿瘤科、儿科重症监护室、药剂科等多学科协同会诊以进一步评价及治疗。

总之，对症治疗和对因治疗是相辅相成、辩证统一的，诊断性治疗是大胆、谨慎的。多学科协作能够发挥集体智慧，在某种程度上化解单独某个科室面对复杂疾病的高压状态。至于长期发热患儿的营养支持治疗在此不作赘述。

（沈君　李素云）

参考文献

［1］刘正印.不明原因发热患者的处理［J］.中华内科杂志，2015，54（11）：976-977.

［2］罗双红，舒敏，温杨，等.中国0至5岁儿童病因不明急性发热诊断和处理若干问题循证指南（标准版）［J］.中国循证儿科杂志，2016，11（2）：81-96.

［3］WONG T, STANG A S, GANSHORN H, et al. Combined and alternating paracetamol and ibuprofen therapy for febrile children［J］. Cochrane Database Syst Rev, 2013（10）: CD009572.

第九节 多学科协作诊疗联合基于案例的学习法在儿科发热待查病例讨论中的应用

住院医师规范化培训阶段的临床教育对于医学人才的培养尤为重要。随着医学的发展、医学模式的转变，我国结合新时代年轻医师群体的特点，对医学教育提出了更高的要求，需要对传统教学模式进行补充与变革。如何运用新的教学模式培养新时代的医学人才，成为每一位临床教学者需要思考的重要课题。

传统教学模式以讲义为导向，是当前运用最为普遍的教育方法，在多个学科广为运用，具有教材完整、理论全面、知识完备的优点，教师按照书本章节系统地向学生传授理论知识，教师能够很好地把握教学进程，学生能够全面了解一门学科的架构和逻辑关系。在医学教育中，尤其是基础医学理论教育中，传统教学模式发挥着重要作用。但是，它忽视了学生的主观学习能力，降低了学生的兴趣和好奇心，不利于培养和发挥学生的自学能力和创新精神。特别是在以临床实践为主的住院医师规范化培训阶段，传统教学模式的弊端也逐渐显现。

» 多学科协作诊疗

儿科医院专科化、专业化的细分发展，让专科治疗更加精准的同时，也为一些不明病因的疾病诊治带来诸多问题。以儿科发热待查为例，可能涉及感染科、风湿免疫科、血液肿瘤科、呼吸科、消化科等专科，病因未明之前，每一个专科都不具备足够的能力进行诊治，现实中更可能是"一床难求"，因而需要多学科团队的参与及指导，联合以上相关专科的多学科协作诊疗（MDT）在儿科发热待查等疑难病例的诊治中势在必行。MDT在解决临床问题的同时，在以儿科发热待查为例的疑难病例的教学中也具有独特的优势。轮转医师在一个科室，通过MDT，可以学习不同临床专科教师针对同一个病例的不同角度的分析和探讨，这对临床思维的培训至关重要。

» 基于案例的学习法

基于案例的学习法（CBL）是一种以典型案例为基础的学习方法，最初应用于经济学、法学的教学中，目前在医学教育中也有应用。教师在完成相关课程的教学内容后，引导学生对典型病例进行开放性讨论、模拟临床实践，旨在帮助学生掌握一般分析原理，进而提升学生独立分析和解决问题的能力。CBL在临床教育中的实际应用通常从一个临床病例入手，通过带教教师边引导、边讲解、边讨论的方式，梳理某一疾病的病因、危险因素、诊断与鉴别诊断、治疗等方面内容。该教学方法比较适合在典型病例讲解中应用，是传统教育模式的必要补充。

» 多学科协作诊疗联合基于案例的学习法教学模式实施步骤

结合以上分析，以儿科发热待查为例，在综合病房进行MDT联合CBL教学模式的探索，具体步骤如下：

第一步，做好教学前准备。将病房6名处于住院医师规范化培训阶段的医师分为2组，每组设组长1名，余下组员分工合作（如查找不同专业方向文献等），每组设定1名指导教师。选取发热待查病例，引导学生针对该病例提出问题，开始建立临床思维模式。

第二步，MDT授课。以发热待查病例为基础，以综合病房为主导，召集感染科、免疫科、血液肿瘤科、呼吸科、消化科、肾内科、遗传与内分泌科、儿外科、影像科、病理科、检验科等相关学科人员成立儿科发热待查课堂组。过程参照疑难病例讨论流程，由专科的临床专家对涉及本专业的诊断、鉴别诊断等作出分析，并针对该病例制订该阶段的诊治方案。

第三步，分组学习。授课教师将与该病例相关的、与授课内容相契合的问题发放给组长。这些问题主要是发热待查的病因、发病机制、诊断与鉴别诊断、治疗原则及预后判断分析等，由组长分配任务给组员，于课后自行查阅相关资料后汇总问题答案，充分进行组内讨论并制作PPT。必要时授课教师可以参与该部分的讨论。

第四步，总结汇报。每组组长以幻灯片汇报组内学习成果，带教教师对每组汇报内容进行点评，分别指出优点与不足，并运用理论知识对争议较大的疑难问题作出解答，使学生对儿科发热待查的认识得到全面提升。

　　MDT联合CBL教学模式作为传统医学教学方法的补充，可弥补学生在被动接受知识时效率偏低的不足，逐步锻炼主动与独立学习能力。在这个过程中，能否让学生的讨论做到主动、开放，能否把基础医学与临床医学有机联系起来，确保学生在有限的时间内进行思维碰撞，这些对教师来说都是不小的挑战。教师必须具备特殊专业知识，熟悉小组讨论的方向，必要时参与部分提问与解答。在真实的临床案例中，允许个别问题存在争议和遗憾，教师不当无科学依据的仲裁者，不当说教者。只有在这样的学习环境中，学生的学习积极性和主动性才能得到充分调动，学习效果才能得到保证。

（李佩青　刘光明）

参考文献

　　［1］杨亚，梁晨，陈桢，等.国内外多学科诊疗模式研究进展分析［J］.中国卫生质量管理，2021，28（2）：16-19.

　　［2］金丹，徐静，马楠，等.医院多学科诊疗的信息化管理体系构建［J］.中华医院管理杂志，2019，35（12）：999-1003.

　　［3］郝婧灿，吴楠，贾茜，等.综合医院多学科诊疗实践与探索［J］.现代医院管理，2022，20（1）：31-33.

第二章

Chapter 2

儿科发热病例精选

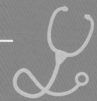

布鲁氏菌病

────── 题记 ──────

布鲁氏菌病属于疫源性疾病，多见于牧区，但随着物流行业的发展和人们生活方式的改变，非牧区儿童发病率明显增加。本节通过介绍布鲁氏菌感染病例，强调在诊疗过程中详细的病史询问和病史采集的重要性，病史关键线索的获取有时可指向性诊断某些特定的感染性疾病，指导个体化诊疗策略。

病例一

────── { 病史摘要 } ──────

患儿，男性，5岁，于2018年8月2日入院。

◆ 主诉

反复发热15天。

◆ 现病史

患儿15天前无明显诱因出现反复发热，热峰39 ℃，每天发热3~4次，口服退热药后体温可降至正常，发热时精神萎靡，无咳嗽、流涕，无头痛、头晕，至当地医院就诊，予奥司他韦抗病毒治疗7天，治疗期间热峰短暂下降后再次出现高热，热峰39 ℃，无咳嗽，无腹痛，无皮疹，无眼红、唇红，无手足硬肿，无焦痂。4天前至广州市妇女儿童医疗中心就诊，门诊完善相关检查。血常规示白细胞计数（WBC）8×10^9/L，中性粒细胞百分比（N%）30%，淋巴细胞百分比（L%）61%；丙氨酸转氨酶（ALT）54 U/L；铁蛋白正常；呼吸道病原体抗体九项示IgM抗体阴性；EB病毒IgM抗体阴性。诊断为"发热；急性上呼吸道感染"，予对症治疗后发热无缓解。2天前由门诊拟"发热待查"收入急诊留观室，查血常规＋CRP示CRP 2.32 mg/L，WBC 7.3×10^9/L，N% 29%，L% 65%，血红蛋白（Hb）104 g/L；PPD试验阴性；EB病毒、巨细胞病毒DNA定量均阴性；免疫六项、肥达试验、输血前四项、尿液分析未见明显异常；胸部X线示双肺纹理增粗，考虑支气管炎；腹部B超提示肠系膜淋巴结肿大，腹腔少量积液；心脏彩超未见异常。其间予补液支持治疗，患儿发热无明显缓解。为进一步诊治，拟"发热待查"收入儿科急诊综合病房。自起病以来，患儿精神、胃纳可，间有便秘，无血便，小便如常，体重无明显改变。

◆ 既往史

既往有1次热性惊厥病史，否认传染病病史，否认药物过敏史，曾有草丛接触史、额部外伤史。近期家中外婆有发热，发热时间长，伴咳嗽。

◆ 入院查体

体温（T）38.3 ℃，脉搏（P）98次/min，呼吸（R）24次/min，血压（BP）92/60 mmHg（1 mmHg≈0.133 kPa），体重18.5 kg。神志清楚，精神稍倦，反应一般，无脱水征，查体合作。双侧颌下可扪及数颗黄豆大小淋巴结，质软，活动度可，余淋巴结未扪及肿大。全身未见皮疹。咽充血，双肺呼吸音粗，未闻及干、湿啰音。心率98次/min，律齐，心音有力，未闻及杂音。腹部稍膨隆，腹软，无反跳痛，肝脾肋下未触及，移动性浊音阴性。四肢肌力、肌张力可。神经系统查体无异常。四肢肢端暖，毛细血管充盈时间（CRT）< 2 s。

◆ 实验室检查

速诊生化： ALT 70 U/L，乳酸脱氢酶（LDH）366 U/L。

大便常规： 隐血试验 弱阳性。

ESR、ASO、自身抗体十二项、自身免疫三项、血管炎四项、葡萄糖-6-磷酸脱氢酶（G6PD）活性、脑脊液常规＋生化＋涂片： 未见明显异常。

◆ 功能及影像学检查

颈部彩超： 双侧颈部淋巴结肿大。

心电图： 窦性心律，大致正常心电图。

头颅MRI： 头颅MRI平扫＋增强扫描未见明显异常。

◆ 病理及病原学检查

血培养： 马耳他布鲁氏菌 阳性（图2-1-1）。

骨髓培养： 马耳他布鲁氏菌 阳性（图2-1-2）。

骨髓细胞学： 增生性骨髓象。

脑脊液培养＋病原学、寄生虫全套、外斐反应： 未见明显异常。

广州市妇女儿童医疗中心　检验报告单　　第1页,共1页

姓名：▨▨▨　　申请医生：沈君　　申请时间：2018-08-02 14:06　　科　别：儿科急诊综合病房（儿）

性别：男　　标本种类：血液　　样本编号：　　检验目的：血培养细菌真菌+常规药敏

年龄：5岁　　床　号：▨▨▨　　诊疗卡号：▨▨▨　　临床诊断：发热（待查）

检验目的： 血培养细菌真菌+常规药敏定量试验(MIC)*1

检验结果： 血培养阳性，初步涂片发现G-杆菌。

检验结果： 培养无真菌生长

检验结果： 马耳他布鲁氏菌

报警时间：2天6小时37分钟。

采样时间：　2018-08-02 14:50　　接收时间：2018-08-02 15:19　　报告时间：2018-8-8 11:39:43

检测实验室：儿童院区-微生物组　　　　　　　　　检 验 者：▨▨▨　　审 核 者：▨▨▨

注：本检测只对来样负责，如果对结果有疑义，请在三天之内反馈。

图2-1-1　本患儿血培养结果

广州市妇女儿童医疗中心　检验报告单　　第1页,共1页

姓名：▨▨▨　　申请医生：沈君　　申请时间：2018-08-04 09:11　　科　别：儿科急诊综合病房（儿）

性别：男　　标本种类：骨髓　　样本编号：▨▨▨　　检验目的：骨髓培养细菌真菌

年龄：5岁　　床　号：▨▨▨　　诊疗卡号：▨▨▨　　临床诊断：发热（待查）

检验目的： 骨髓培养细菌真菌

检验结果： 培养阳性，涂片镜下可见革兰氏阴性杆菌。

检验结果： 培养无真菌生长

检验结果： 马耳他布鲁氏菌

报警时间：1天20小时17分钟。

采样时间：　2018-08-04 10:43　　接收时间：2018-08-04 11:27　　报告时间：2018-8-8 11:26:02

检测实验室：儿童院区-微生物组　　　　　　　　　检 验 者：▨▨▨　　审 核 者：▨▨▨

注：本检测只对来样负责，如果对结果有疑义，请在三天之内反馈。

图2-1-2　本患儿骨髓培养结果

◆ 入院后诊疗经过

入院后第一次主任医师查房，考虑患儿发热原因如下。①感染（细菌、病毒、真菌、特殊病原体及特殊部位感染）：患儿发热时间长，急诊留观时查的胸部X线示支气管炎，提示患儿存在呼吸道感染，但该患儿无明显咳嗽、喘息等呼吸道症状，肺部查体未闻及干、湿啰音，结合发热病程长达半个月的情况，不能完全用呼吸道感染来解释病情；患儿血常规白细胞不高，其他感染指标亦不高，考虑病毒或特殊病原体感染可能性大，同时注意颅内感染、深部组织感染等特殊部位感染，建议完善腰椎穿刺、胸部CT及腹部MRI等检查以积极寻找病原体及病灶。②免疫系统疾病：患儿发热时间长，局部淋巴结肿大，但自身抗体十二项、自身免疫三项未见明显异常，血沉、CRP正常，暂不考虑。③血液肿瘤性疾病：患儿发热时间长，局部淋巴结肿大，血象见异型淋巴细胞，肝脾肋下未触及，目前暂不能排除血液系统疾病，建议完善骨髓穿刺检查。患儿曾有额部着地史，可予完善头颅MRI检查。因患儿一般状况可，治疗上暂时以对症支持治疗为主，暂不予抗生素治疗，待相关检查结果出来后再制订下一步诊疗方案。入院第3天（2018-8-4），检验科口头报告：患儿血培养提示马耳他布鲁氏菌阳性。追问患儿病史，患儿有服用羊胎盘史，考虑为羊布鲁氏菌病，遂于2018年8月5日开始予利福平及复方磺胺甲噁唑进行抗感染治疗。用药次日患儿体温即趋于正常。入院第7天（2018-8-8）患儿骨髓培养亦提示马耳他布鲁氏菌阳性，继续予上述药物进行抗感染治疗。入院第8天（2018-8-9），患儿体温完全恢复正常，并于2018年8月13日带药出院，继续服用药物6周，门诊随诊。

───────────────{ 临床关键问题及处理 }───────────────

关键问题1　患儿因发热15天入院，是否需要使用抗生素治疗？

患儿为学龄前期儿童，急性起病，病程长，主要表现为反复发热，伴颈部淋巴结肿大，血液感染指标无明显升高，转氨酶轻度升高，外院抗病毒治疗效果不佳，细菌感染证据不足，根据经验暂不考虑使用抗生素治疗，先完善相关检查并观察体温变化情况。

关键问题2　患儿发热原因是什么，临床医师应如何入手进行诊疗？

对于发热待查患儿，临床诊疗的第一步应是详细的病史询问和病史采集。入院时接诊医师已经询问到患儿有草丛接触史及外婆长期发热情况，说明接诊医师考虑到特殊病原体如恙虫、结核分枝杆菌等感染可能，但接诊医师并未询问到羊胎盘摄入史（事实上现在服用羊胎盘的情况非常少见，而且服用羊胎盘感染布鲁氏菌的情况更加少见）。由于病史询问存在遗漏，未能及时思考到引起患儿发热可能性最大的原因，而患儿发热时间已有2周以上，故在常规检查基础上进一步扩大检查范围，完善腰椎穿刺脑脊液检查、胸部CT检查及腹部MRI检查。幸运的是，入院第3天（2018-8-4），患儿血培养结果即回报马耳他布鲁氏菌阳性，大大减少了后续要做的检查项目（如胸部CT、腹部MRI）。之后追问病史，发现患儿有食用羊胎盘史，存在马耳他布鲁氏菌潜在接触史，考虑布鲁氏菌病。患儿血培养阳性让人出乎意料，可能与患儿虽然病程较长，但病程中血常规白细胞一直不高，各级接诊医师并没有滥用抗生素有关。血培养口头结果回报后于次日开始予利福平、复方磺胺甲噁唑进行抗感染及护肝治疗，患儿发热逐渐好转。2018年8月9日患儿体温降至正常后未再发热。2018年8月13日患儿出院，之后门诊随诊，体温正常，复查的血培养结果为阴性。

📚 病例二

──────────{ 病史摘要 }──────────

患儿，男性，6岁，于2021年7月14日入院。

◆ 主诉

反复发热1月余。

◆ 现病史

患儿1月余前无明显诱因出现发热，热峰39 ℃，至当地医院就诊，予口服"头孢"等药物后体温恢复正常，1天后再次发热，以傍晚低热为主，每天发热2次，体温可自行降至正常，间隔2~3天后再次反复低热，遂至深圳市某区妇幼保健院住院治疗（2021-6-23至2021-6-27）。查血常规＋CRP示WBC 5.11×10^9/L，N% 26.6%，L% 65.9%，血小板计数（PLT）164×10^9/L，CRP 7.49 mg/L；生化示天冬氨酸转氨酶（AST）77 U/L，LDH 772 U/L；EB病毒抗体及DNA定量阴性；巨细胞病毒IgM抗体阴性；呼吸道合胞病毒、腺病毒、偏肺病毒、鼻病毒、流感病毒A＋B核酸检测阴性；结核感染T细胞斑点实验（T-SPOT）阴性；ASO、RF、免疫球蛋白、补体C3、补体C4、淋巴细胞亚群检测、自身抗体、梅毒快速血浆反应素试验等未见异常；腹部B超示脾大，肝脏、胆囊、胰腺未见明显异常；心脏及泌尿系统彩超未见异常。其间未予特殊治疗，建议进一步完善骨髓穿刺、腰椎穿刺检查，家属拒绝并于2021年6月27日为患儿办理出院。出院后患儿仍有间断发热，以傍晚低热为主，持续2~3天，退热后间隔3~6天再次反复。病程中患儿无咳嗽、咳痰，无头晕、头痛，无腹痛、腹泻，无皮疹，无焦痂，无眼红、唇红，无手足硬肿，无关节疼痛。为进一步诊治，至广州市妇女儿童医疗中心就诊，拟"发热待查"收入儿科急诊综合病房。自起病以来，患儿精神可，食欲稍增强，大小便如常，体重较前稍减轻。

◆ 既往史

有灰尘过敏史，否认传染病史。

◆ 入院查体

T 36.9 ℃，P 94次/min，R 20次/min，BP 102/70 mmHg，体重 19.5 kg。神志清楚，精神、反应可，全身未见花斑纹，无皮疹。口唇红润、无皲裂，无杨梅舌，咽部充血，扁桃体Ⅰ度肿大。颈部、锁骨上、腋下、腹股沟可触及数颗肿大淋巴结，淋巴结约为黄豆大小，活动度可，边界清晰，无压痛。无鼻翼煽动，吸气性三凹征阴性，双肺呼吸音粗，未闻及明显干、湿啰音。心率94次/min，律齐，未闻及心脏杂音。腹平软，无压痛、反跳痛，肝肋下未触及，脾肋下约2.5 cm可触及，肠鸣音正常。四肢活动可，肌张力正常。神经系统查体无异常。四肢肢端暖，CRT 2 s。

◆ 实验室检查

血常规： WBC 4.7×10^9/L，N% 44%，Hb 108 g/L，PLT 203×10^9/L。

速诊生化： 超敏-CRP 3.92 mg/L，ALT 56 U/L，AST 85 U/L，肌酐 35 μmol/L，尿酸451 μmol/L，LDH 682 U/L，肌酸激酶同工酶（CK-MB）21 U/L。

免疫六项： IgE 137 U/mL，余未见异常。

PCT： 0.147 ng/mL。

甲状腺功能三项： 促甲状腺素 4.144 μU/mL，游离四碘甲状腺素 11.14 pmol/L，余未见异常。

血气＋电解质分析、ESR、ASO、淋巴细胞亚群检测、自身免疫三项、自身抗体十八项、血管炎四项、血浆氨基酸及血酰基肉碱分析、脑脊液常规＋生化、尿液分析、尿液气相色谱-质谱法（GC/MS）、大便常规： 未见明显异常。

◆ 功能及影像学检查

腹部B超： 脾大，左肾较同龄儿童大，肠胀气，腹腔少量积液；肝、胆、胰、右肾未见明显异常。

全腹+股骨MRI：肝脾大，肝脾多发结节影，左侧股骨颈异常信号，考虑全身系统性疾病，感染及白血病全身浸润等待排，请结合临床相关检查综合分析；双肾体积稍增大；盆腔少量积液（图2-1-3）（2021-7-19）。

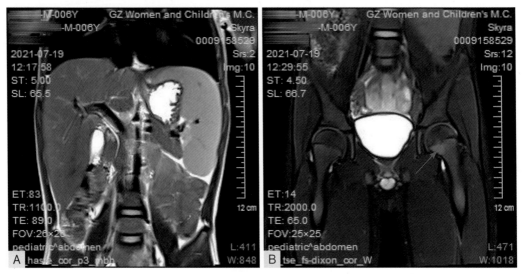

A. 肝脾大；B. 左侧股骨颈异常信号（箭头）。

图2-1-3　本患儿全腹及股骨MRI表现

心电图、心脏彩超、胸腹部X线、胸部CT：未见明显异常。

◆ 病理及病原学检查

骨髓细胞学：骨髓增生活跃。

外周血病原微生物高通量测序：人类疱疹病毒4型（EB病毒），特异序列数1，相对丰度0.04%；背景微生物泛菌属，特异序列数17（2021-7-19）。

血培养：马耳他布鲁氏菌 阳性（2021-7-20）。

骨髓培养：马耳他布鲁氏菌 阳性（2021-7-20）。

脑脊液培养+病原学、咽拭子呼吸道病原体核酸、呼吸道病原体抗体九项、巨细胞病毒DNA定量、EB病毒DNA定量：未见明显异常。

◆ 入院后诊疗经过

入院后主治医师查房，考虑患儿发热原因如下。①感染：患儿反复发热伴全身多处浅表淋巴结肿大，肝未触及肿大，脾触及肿大，辅助检查提示白细胞不高、CRP大致正常、腹部B超未见深部脓肿形成，暂不能排除感染因素，建议完善脑脊液检查以明确有无颅内感染，必要时行腹部MRI检查。②血液肿瘤性疾病：患儿反复发热，以低热为主，伴全身淋巴结、脾肿大，无诉骨痛、肢体活动受限等不适，暂不能排除血液肿瘤性疾病，建议尽快行骨髓穿刺以完善骨髓涂片及培养检查，注意结果回报。③免疫性疾病：患儿反复低热，伴淋巴结、脾肿大，无关节肿痛、活动障碍等不适，不能排除免疫性疾病，建议继续追踪免疫学相关指标，如淋巴细胞亚群检测、自身免疫三项、自身抗体十八项、血管炎四项等检查结果。④遗传代谢性疾病：患儿反复低热、淋巴结及脾肿大，目前原因未明，不能排除遗传代谢性疾病可能，已予完善血浆氨基酸及血酰基肉碱分析、尿液GC/MS等检查，注意结果回报。治疗上暂无特殊处理，予监测患儿体温、胃纳情况，及时予退热、补液等对症治疗。2021年7月19日患儿外周血病原微生物高通量测序示人类疱疹病毒4型（EB病毒），特异序列数1，相对丰度0.04%；背景微生物泛菌属，特异序列数17。主任医师查房后暂不考虑EB病毒引起的感染性疾病，背景可见泛菌属，为机会致病菌，予加用头孢哌酮抗感染。2021年7月20日血培养初步报告示革兰氏阴性杆菌阳性，继续予头孢哌酮抗感染，患儿仍发热。当天下午血培养正式报告马耳他布鲁氏菌阳性，追问病史，得知患儿有长期饮用新鲜羊奶史，修正诊断为马耳他布鲁氏菌病。骨髓培养示马耳他布鲁氏菌阳性，进一步支持诊断。予加用利福平（0.3g qd，2021-7-20至2021-8-6），联合复方磺胺甲噁唑（0.6g bid，2021-7-20至2021-8-6）抗感染，辅以复方甘草酸苷、葡醛内酯（2021-7-24至2021-8-6）护肝。2021年7月22日患儿热退，7月30日出现阵发性咳嗽、咳痰，无发热，予金振口服液、雾化等止咳化痰治疗后好转。2021年7月31日复查血培养，结果为阴性，因患儿第一次骨髓培养阳性，建议患儿住院期间复查骨髓培养以明确病情变化，但家属考虑后拒绝。2021年8月6日患儿出现轻微腹痛，以剑突下为主，8月7日有一过性发热，予护胃、补液等对症治疗后好转。2021年8月8日患儿病情好转，予带药出院，门诊随诊。

———————————————{ 临床关键问题及处理 }———————————————

关键问题　周期性发热的常见病因是什么？

患儿为学龄前期儿童，急性起病，病程迁延，以长期发热为主要表现，入院后体温变化情况见图2-1-4，伴全身浅表淋巴结肿大、脾大、转氨酶升高、肝脾多发结节。根据患儿的发病特点，首先需要考虑全身性疾病，临床上引起全身性疾病的多为感染，尤其是EB病毒、结核分枝杆菌、布鲁氏菌等感染，但EBV、结核分枝杆菌等很少会引起周期性发热。其次需要考虑肿瘤或免疫性疾病，患儿全腹＋股骨MRI提示白血病全身浸润待排，这很容易把临床医师引向血液肿瘤性疾病的方向。第一次主治医师查房时，虽把血液肿瘤性疾病放在次要考虑范围，但并没有第一时间完全排除。之后考虑到患儿病程大于1个月，外周血病原微生物高通量测序示背景微生物泛菌属，特异序列数17，存在继发细菌感染，故予头孢哌酮抗感染，但患儿发热仍无明显缓解，提示若是感染，可能是罕见的特殊病原菌感染。入院第7天（2021-7-20），患儿血培养提示马耳他布鲁氏菌阳性，追问病史，患儿有长期饮用新鲜羊奶史（再次反映病史询问的重要性），布鲁氏菌病诊断明确。周期性发热的常见感染性病原体正是马耳他布鲁氏菌，随后予利福平、复方磺胺甲噁唑抗感染，复方甘草酸苷、葡醛内酯护肝。经治疗，患儿热退，无反复，肝功能逐渐恢复，治疗有效。2021年7月27日患儿复查全腹及股骨MRI，结果提示肝脾大较前好转，左侧股骨颈异常信号范围较前缩小（图2-1-5）。

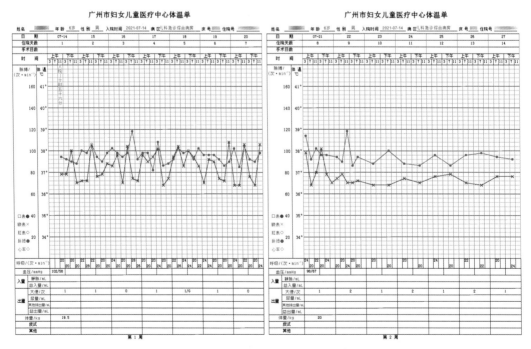

图2-1-4　本患儿入院后体温变化情况

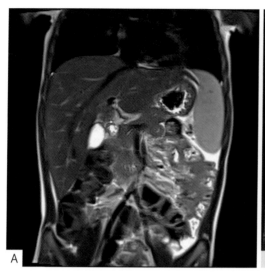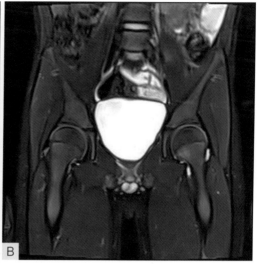

A. 肝脾大较前改善；B. 左侧股骨颈异常信号范围较前缩小。

图2-1-5 本患儿全腹及股骨MRI复查表现

------{ 背景知识介绍 }------

布鲁氏菌病（brucellosis）又称"布病""波状热""地中海热""马耳他热"，属于《中华人民共和国传染病防治法》中的乙类传染病，大多数是由羊布鲁氏菌（Brucella melitensis）引起。布鲁氏菌病是一种动物源性感染性疾病，是人类通过摄入感染动物制品或是接触其组织或体液而发生的感染。近些年，随着人口流动性增加及人们生活方式的改变，非牧区儿童布鲁氏菌病发病率明显增加。

布鲁氏菌（Brucella）是一种革兰氏阴性的不运动细菌，无荚膜（光滑型有微荚膜），触酶、氧化酶阳性，绝对嗜氧菌，可还原硝酸盐，细胞内寄生，可以在很多种家畜体内存活。

1. 地理分布

布鲁氏菌病流行地区包括地中海盆地、中东、中亚、东亚中国、南亚印度次大陆、撒哈拉以南非洲地区、北美洲墨西哥和中南美洲部分地区，是牧羊人、屠宰场工人、兽医、乳品加工业专业人员和实验室人员的职业病。

2. 传播途径

布鲁氏菌病可经皮肤黏膜、消化道和呼吸道传播。

（1）摄入未经巴氏消毒的感染动物（牛、绵羊、山羊、骆驼、猪或其他动物）制品（尤其是生乳、软奶酪、黄油和冰淇淋）。

（2）皮肤或黏膜接触感染动物的组织（如胎盘、流产物）或体液（如血液、尿液、乳汁）。

（3）吸入感染的气溶胶颗粒物。

3. 症状和体征

布鲁氏菌由局部组织的淋巴细胞摄取，经区域淋巴结进入循环，并在全身播散，对网状内皮系统有趋向性。潜伏期（从进入人体到出现临床表现）通常为2~4周，偶尔也可能长达数月。

布鲁氏菌病通常表现为隐匿起病的发热、盗汗（伴特殊而强烈的霉味）和关节痛。发热模式不一，可能为峰热型伴寒战，或为反复、轻微及长时间发热。其他症状可能包括体重减轻、腰痛、头痛、头晕、厌食、消化不良、腹痛、咳嗽和抑郁。体征不一且无特异性，可能发现肝大、脾大和/或淋巴结肿大。

4. 并发症

布鲁氏菌病的并发症包括累及1个或多个局灶部位的感染，在成年人中比在儿童中常见。

（1）70%骨关节受累：包括外周关节炎、骶髂关节炎和脊柱关节炎。最常受累的部位是骶髂关节（80%）和脊柱关节（54%）。

（2）8%泌尿生殖系统受累：睾丸炎、附睾炎是男性中最常见的表现；前列腺炎和睾丸脓肿较少出现。在女性中有输卵管、卵巢脓肿的报道。其他表现包括膀胱炎、间质性肾炎、肾小球肾炎和肾脓肿。

（3）5%神经系统受累：脑膜炎（急性或慢性）、脑炎、脑脓肿、脊髓炎、神经根炎和/或累及脑神经或外周神经的神经炎。

（4）3%心血管系统受累：心内膜炎、心肌炎、心包炎、动脉内膜炎、血栓性静脉炎和/或主动脉或心室的感染性动脉瘤。

（5）2%肺部受累：支气管炎、间质性肺炎、大叶性肺炎、肺部结节、胸腔积液、肺门淋巴结肿大、脓胸或脓肿。

（6）腹腔脏器受累：肝或脾脓肿、胆囊炎、胰腺炎、回肠炎、结肠炎和腹膜炎。

（7）眼部受累：葡萄膜炎是最常见的形式。其他表现包括角膜结膜炎、角膜溃疡、虹膜睫状体炎、钱币状角膜炎、脉络膜炎、视神经炎、视神经乳头水肿和眼内炎。

（8）皮肤表现：斑疹、斑丘疹、猩红热样皮疹、丘疹结节性皮疹和结节性红斑疹，以及皮肤溃疡、瘀点、紫癜、肉芽肿性血管炎和脓肿。

5. 复发

该病治疗后的复发率为5%~15%。复发一般出现在治疗完成后6个月内，但也可能发生在12个月后。

6. 实验室检查

布鲁氏菌病实验室检查结果可能包括转氨酶升高和血液学异常，如贫血、白细胞减少或白细胞增多伴淋巴细胞相对增多、血小板减少。血培养诊断布鲁氏菌病的敏感性为15%~70%。骨髓培养比血培养敏感，被认为是诊断布鲁氏菌病的金标准。或者测得恢复期血清样本的布鲁氏菌抗体滴度是急性期的4倍或以上（两次样本的采集时间至少间隔2周）时亦可诊断为布鲁氏菌病。

7. 治疗

布鲁氏菌病的治疗目标是控制疾病，预防并发症、复发、后遗症和死亡。一般治疗原则包括：①使用在酸性细胞内环境中有活性的抗生素，如多西环素和利福平；②联合治疗，因为单药治疗复发率高；③延长治疗期。布鲁氏菌病不同阶段与不同人群的抗菌治疗方案详见表2-1-1。

表2-1-1　布鲁氏菌病抗菌治疗推荐方案一览表

类别		抗菌治疗方案	备注
急性期	一线药物	①多西环素（100 mg bid，口服6周）＋利福平（600~900 mg qd，口服6周） ②多西环素（100 mg bid，口服6周）＋链霉素（15 mg/kg qd，肌内注射2~3周）	可适当延长治疗疗程
	二线药物	①多西环素（100 mg bid，口服6周）＋复方磺胺甲噁唑（2片 bid，口服6周） ②多西环素（100 mg bid，口服6周）＋妥布霉素（1~1.5 mg/kg q8h，肌内注射1~2周） ③利福平（600~900 mg qd，口服6周）＋左氧氟沙星（200 mg bid，口服6周） ④利福平（600~900 mg qd，口服6周）＋环丙沙星（750 mg bid，口服6周）	
	难治性病例	一线药物＋氟喹诺酮类或三代头孢菌素类	

（续表）

类别		抗菌治疗方案	备注
慢性期		同急性期	可治疗2～3个疗程
并发症	合并睾丸炎	同急性期	短期加用小剂量糖皮质激素
	合并脑膜炎、心内膜炎、血管炎、脊柱关节炎等	上述治疗基础上联合三代头孢类药物	对症治疗
特殊人群	儿童	利福平（10～20 mg/kg qd，口服6周）＋复方磺胺甲噁唑口服混悬液［120 mg（6周～5个月）、240 mg（6个月～5岁）或480 mg（6～8岁） bid，口服6周］	适当延长疗程。8岁以上儿童治疗药物同成年人
	孕妇	①妊娠12周内：利福平（600～900 mg qd，口服6周）＋三代头孢菌素类（口服2～3周）②妊娠12周以上：利福平（600～900 mg qd，口服6周）＋复方磺胺甲噁唑（2片 bid，口服6周）	复方磺胺甲噁唑有致畸或核黄疸的危险

点评

布鲁氏菌病常被纳入儿童发热待查的鉴别诊断，感染呈惰性，引起非特异性的症状和体征，若不治疗则症状持续存在。然而，由于临床经验欠缺，非牧区临床医师常忽略对该病的诊断，但针对性的病史询问常可指向该诊断。因此，对于发热待查患儿的诊疗，临床医师应先强调对病史采集基本功的培养，如询问牧区旅居史、动物接触史、生肉或其制品的摄入或接触史等。对临床表现为发热、嗜睡、骨关节不适、附睾睾丸炎、肝脾大、转氨酶轻度升高和淋巴细胞减少等多系统受累的病例，即使无明确接触史，也应把布鲁氏菌病纳入鉴别诊断范围。在诊疗过程中详细的病史询问和病史采集至关重要，病史关键线索的获取有时可指向性诊断某些特定的感染性疾病，指导个体化诊疗策略的制订，从而减少医疗资源的滥用及额外医疗费用的支出。

（沈君 赖茜 陈美华 范文康）

参考文献

［1］中华人民共和国卫生部．布鲁氏菌病诊疗指南（试行）［J］．传染病信息，2012，25（6）：323-324，359．

［2］中国疾病预防控制中心传染病预防控制所，北京地坛医院，中国疾病预防控制中心鼠疫布氏菌病预防控制基地，等．布鲁氏菌病诊断：WS 269—2019［S］．北京：中华人民共和国国家卫生健康委员会，2019．

［3］廖醒，张伯秋，杨荣荣，等．家庭聚集性儿童布鲁氏菌病2例［J］．福建医药杂志，2020，42（6）：180-181．

［4］沙桐，陈志强，李智伟，等．新疆儿童布鲁氏菌病的临床特征［J］．新疆医科大学学报，2020，43（2）：193-195，200．

［5］王艳，刘文亚，杨秀梅，等．儿童急性布鲁氏菌性骨髓炎的MRI表现［J］．中华实用诊断与治疗杂志，2019，33（1）：66-68．

［6］梁晨，魏伟．儿童布鲁氏菌病［J］．中国实用儿科杂志，2013，28（6）：470-472．

［7］FRANCO M P，MULDER M，GILMAN R H，et al. Human brucellosis［J］．Lancet Infect Dis，2007，7（12）：775-786．

第二节 非结核分枝杆菌病

题记

嗜酸性粒细胞增多可见于不同病因的疾病，临床表现常相似，但治疗方法迥异，给临床诊断及鉴别诊断带来极大挑战。本节介绍1例浅黄分枝杆菌感染致嗜酸性粒细胞增多病例。在诊疗过程中，借助病原微生物高通量测序技术，结合临床辩证思维综合分析，可成功诊断并治疗该病。

{ 病史摘要 }

患儿，男性，9岁，于2020年11月19日入院。

◆ 主诉

发热1周余，皮疹5天，咳嗽4天。

◆ 现病史

患儿入院前1周余无明显诱因出现发热，热峰39.4 ℃，病初无咳嗽，无呕吐、腹泻，无寒战、抽搐等，至当地医院就诊，先后予阿莫西林、头孢泊肟等口服药物治疗，发热仍反复。入院前5天开始出现皮疹，分布于躯干及大腿根部，伴瘙痒。1天后出现阵发性单声咳，咳嗽不剧，无眼红、唇红，无四肢肿胀等，至广州市妇女儿童医疗中心门诊就诊。2020年11月16日查血常规＋CRP示WBC 23.3×10^9/L，嗜酸性粒细胞绝对值（AEC）2.97×10^9/L，嗜酸性粒细胞百分比（EOS%）13%，CRP 26.02 mg/L；胸部X线示双肺纹理增粗。予阿莫西林静脉滴注、地氯雷他定混悬剂口服等治疗2天，皮疹较前消退，但仍有发热。2020年11月18日复查血常规＋CRP示WBC 22.3×10^9/L，AEC 8.17×10^9/L，EOS% 37%，CRP 21.98 mg/L，AEC及EOS%进一步升高，提示门诊治疗效果欠佳，患儿发热及AEC与EOS%持续升高的原因不明。为进一步明确病因，拟"发热待查"收入儿科急诊综合病房。自起病以来，患儿精神、反应一般，胃纳可，大小便正常。

◆ 既往史

起病前曾食用虾蛄（皮皮虾），否认生吃海鲜史，外婆有肺结核病史，余无特殊。

◆ **入院查体**

T 36.9 ℃，P 106次/min，R 20次/min，BP 106/84 mmHg，体重 48 kg。神志清楚，精神、反应可。躯干部及大腿内侧可见散在暗红色斑疹，伴色素沉着。全身浅表淋巴结未扪及肿大。咽充血，双肺呼吸音稍粗，未闻及明显干、湿啰音。心音有力，律齐，未闻及杂音。腹软，未触及包块，肝脾肋下未触及。神经系统查体无异常。四肢肢端暖，CRT 2 s。

◆ **实验室检查**

血常规＋CRP：WBC $23.5 \times 10^9/L$，AEC $11.22 \times 10^9/L$，EOS% 48%，CRP 19.44 mg/L（2020-11-19）。

速诊生化、免疫六项、凝血功能、自身抗体十八项、自身免疫三项：未见明显异常。

◆ **功能及影像学检查**

胸部CT：双肺下叶及左肺舌段肺炎伴局部实变；双侧胸腔积液；心包积液（图2-2-1）。

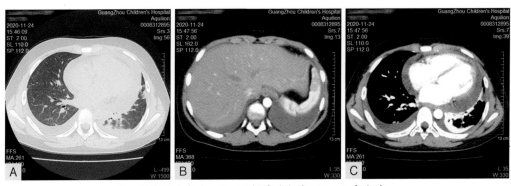

A. 双肺下叶炎症；B. 双侧胸腔积液；C. 心包积液。

图2-2-1 本患儿胸部CT表现

腹部MRI：肝、胆、胰、脾、双肾未见明显异常；盆腔少量积液。

心脏彩超：心包积液（中量）（2020-11-25）。

◆ **病理及病原学检查**

骨髓细胞学：骨髓增生活跃，粒细胞系、红细胞系、巨核细胞系增生，嗜酸性粒细胞百分比显著升高。

外周血病原微生物高通量测序：未检测出明确致病原核微生物、病毒或真核微生物，背景微生物浅黄分枝杆菌，特异序列数1。

咽拭子呼吸道病原体核酸、血培养、骨髓培养、寄生虫全套、真菌培养、肥达试

验、外斐反应、γ干扰素释放试验：未见明显异常。

◆ **入院后诊疗经过**

入院后予头孢哌酮抗感染，患儿转为低热，有少许咳嗽。2020年11月22日动态复查的血常规示嗜酸性粒细胞绝对值仍呈进行性升高趋势（12.31×10⁹/L）。结合患儿急性起病、病程短的情况，考虑感染性疾病可能性最大，已有临床资料暂不支持寄生虫或结核分枝杆菌感染，但仍不能排除特殊病原菌感染。予加用阿奇霉素抗感染，患儿热退，AEC短暂下降后复升达高峰（2020年11月24日下降至10.6×10⁹/L，11月26日升高至13.67×10⁹/L）。结合胸部CT、腹部MRI、心脏彩超（提示伴肺浸润病灶、多浆膜腔积液）检查结果，以及常规抗感染疗效差等特点，考虑患儿可能病因：①特殊病原菌感染；②血液系统克隆增殖性疾病如特发性嗜酸性粒细胞增多症。予完善骨髓细胞学检查，结果提示骨髓增生活跃，嗜酸性粒细胞百分比显著升高。进一步完善外周血病原微生物高通量测序，结果提示未检测出明确致病原核微生物、病毒或真核微生物，而附录中背景微生物检出浅黄分枝杆菌，特异序列数1。浅黄分枝杆菌属于非结核分枝杆菌的一种，虽然检测出其为背景微生物且特异序列数为1，但仍不能完全排除其导致的感染，经与家属沟通并征得同意后，予口服利福平、异烟肼及阿奇霉素进行诊断性治疗。2020年12月2日为患儿复查血常规，结果提示AEC明显下降（3.52×10⁹/L）。2020年12月9日复查胸部X线，结果未见异常，治疗前后患儿胸部X线表现见图2-2-2。2020年12月15日复查的血常规示AEC已降至正常。病程中患儿白细胞及嗜酸性粒细胞变化见图2-2-3。2021年1月10日复查心脏彩超，结果提示正常。据此，患儿非结核分枝杆菌病得以确诊，治疗1个月后停用阿奇霉素，继续口服利福平、异烟肼3个月。

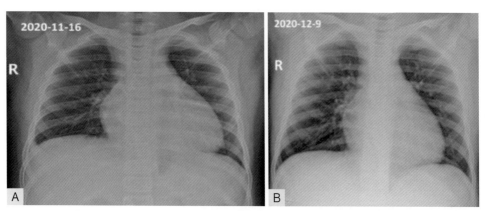

A. 治疗前，胸部X线示双肺纹理增粗；B. 治疗后复查，结果未见异常。

图2-2-2　治疗前后本患儿胸部X线表现

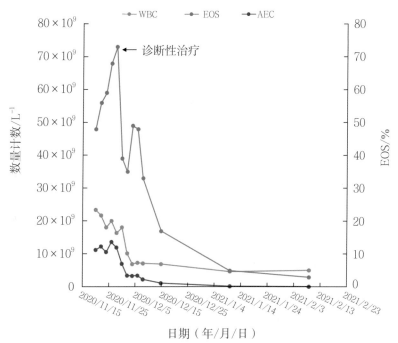

图2-2-3　本患儿白细胞及嗜酸性粒细胞变化趋势图

―――――――――――{ 临床关键问题及处理 }―――――――――――

关键问题1　患儿发热的病因是什么?

患儿急性起病,病程短,临床主要表现为发热、皮疹、咳嗽,辅助检查提示白细胞升高、嗜酸性粒细胞增多、多浆膜腔积液。根据患儿血常规白细胞升高、病程短的情况,先考虑患儿发热病因是感染,但外院口服抗生素效果不好,常规抗感染疗效欠佳,加上嗜酸性粒细胞增多明显,考虑患儿为特殊病原菌感染的可能性大,故入院后暂予头孢哌酮静脉滴注以继续抗感染治疗,待病原学结果回报后再调整用药。

关键问题2　患儿病原微生物高通量测序结果给临床诊疗团队带来哪些困惑?

患儿外周血病原微生物高通量测序结果提示未检测出明确致病原核微生物、病毒或真核微生物,而附录中背景微生物检出浅黄分枝杆菌,特异序列数1。但仅凭该结果就能断定患儿无致病性微生物感染吗?仅检测出1个特异序列数的浅黄分枝杆菌真的只是背景菌而无临床意义吗?诊断的焦点应该集中在是浅黄分枝杆菌病还是特发性嗜酸性粒细胞增多症?临床思路分析:①若为非感染情况,则考虑特发性嗜酸性粒细胞增多症,支持点有外周血AEC>1.5×10^9/L,暂未有明确感染、过敏、肿瘤等其他病因的证据,伴有多系统、多器官损害,不支持点有患儿起病急,病程短,AEC持续升高未达6个月以上(但既往AEC情况不详);②若为感染,则考虑浅黄分枝杆菌感染,支持点有该菌为非结核分枝杆菌，具有与结核病临床表现相似的全身中毒症状及局部损害表现，可引起肺部病变、心包炎，伴AEC增多，不支持点有血液中病原微生物检出序列数少，可能为背景菌。综合分析，患儿既往体健，急性起病，病程进展快，AEC短期内显著升高，不太符合特发性嗜酸性粒细胞增多症的慢性病程特点，更符合反应性升高特点，且特发性嗜酸性粒细胞增多症为排他性诊断，而浅黄分枝杆菌致病表现与患儿临床表现相符，且该菌作为机会致病菌定植在人体内少见，虽检出特异序列数少，但仍考虑浅黄分枝杆菌为致病菌的可能性大。

关键问题3　为何血标本病原微生物高通量测序检出的致病菌——非结核分枝杆菌（浅黄分枝杆菌）特异序列数极低？

非结核分枝杆菌属难破壁病原菌，且为胞内菌，即释放到血液中的菌量可能不多，对核酸提取技术要求高，这可能是其检出特异序列数少的原因。

─────{ 背景知识介绍 }─────

1. 嗜酸性粒细胞增多症

嗜酸性粒细胞增多是指外周血中嗜酸性粒细胞绝对值超过正常范围上限（$0.5 \times 10^9/L$），可分为轻度（$< 1.5 \times 10^9/L$）、中度（$1.5 \times 10^9/L \sim 5 \times 10^9/L$）和重度（$> 5 \times 10^9/L$）升高。嗜酸性粒细胞增多症是一组异质性疾病，其病因及发病机制复杂。根据不同病因可分为反应性（继发性）和原发性两大类，见图2-2-4。儿童反应性嗜酸性粒细胞增多症病因包括感染、过敏、药物反应、自身免疫性疾病等，以寄生虫感染最常见。排除反应性因素后，则考虑原发性病因，其具体分类目前尚无统一标准，包括克隆性、遗传性及不明原因等。在临床工作中，不同病因所致的嗜酸性粒细胞增多症的临床表现常相似，为诊断及鉴别诊断带来很大的挑战。

2. 浅黄分枝杆菌

浅黄分枝杆菌属快速生长型非结核分枝杆菌，存在于自然环境中，人可以通过水、土壤从环境中感染此菌而患病。非结核分枝杆菌与结核分枝杆菌在菌体成分和抗原上多具有共同性，但其毒力较弱。感染非结核分枝杆菌后引起的相关组织、器官的病变被定义为非结核分枝杆菌病。非结核分枝杆菌病具有与结核病相似的全身中毒症状和局部损害的临床表现，并可因感染菌和受累部位不同，临床表现各异。传统的分枝杆菌检测方法阳性率低，DNA测序鉴定方法已成为该菌种鉴定的金标准。

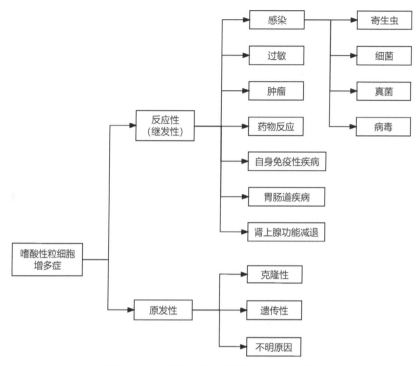

图2-2-4　嗜酸性粒细胞增多症病因分类

3. 基于宏基因组下一代测序技术的高通量测序

基于宏基因组下一代测序技术的高通量测序通过直接检测临床标本中的病原体核酸，帮助明确标本中微生物的种类和相对数量，无需对病原菌进行培养即能够确定引起感染的病原体。对临床常规检测手段无法明确的病原微生物的检测有很大帮助，但检验结果受标本取材、病原体遗传特征、宿主生物信息、检测技术局限性及参考数据库不完整等多种因素干扰，且目前仍缺乏标准化操作流程，检验结果的可靠性和应用价值需要进一步的临床实践加以验证。

点评

临床在发热感染性疾病的诊断与鉴别诊断方面仍有许多困难，在常规临床检验中未发现阳性结果时，可借助高通量测序等基于宏基因组下一代测序技术的帮助，但检验结果的判断必须结合患者临床资料综合分析，充分考虑疾病本身的临床特征，重视临床思维能力培养，不能盲目地依赖辅助检测手段来作出临床决策。

（李素云　沈君　赖茜　陈美华）

参考文献

［1］中华医学会结核病学分会. 非结核分枝杆菌病诊断与治疗指南（2020年版）［J］. 中华结核和呼吸杂志，2020，43（11）：918-946.

［2］刘冠，李琦，黄海荣. DNA测序鉴定分枝杆菌菌种的研究进展［J］. 中华结核和呼吸杂志，2015，38（10）：765-767.

［3］杨继勇. 高通量测序技术在感染病原检测中的应用与展望［J］. 中华检验医学杂志，2020，43（5）：533-539.

［4］LERU P M. Eosinophilic disorders：evaluation of current classification and diagnostic criteria，proposal of a practical diagnostic algorithm［J］. Clin Transl Allergy，2019，9：36.

［5］VAN BALKUM M，KLUIN-NELEMANS H，VAN HELLEMOND J J，et al. Hypereosinophilia：a diagnostic challenge［J］. Neth J Med，2018，76（10）：431-436.

［6］KOZYREVA V K，TRUONG C L，GRENINGER A L，et al. Validation and implementation of clinical laboratory improvements act-compliant whole-genome sequencing in the public health microbiology laboratory［J］. J Clin Microbiol，2017，55（8）：2502-2520.

［7］GU W，MILLER S，CHIU C Y. Clinical metagenomic next-generation sequencing for pathogen detection［J］. Annu Rev Pathol，2019，14：319-338.

第三节　马尔尼菲青霉病

　　免疫缺陷患者常合并机会致病菌感染，临床症状迁延不愈，为发热待查的常见病因。本节介绍1例高IgM综合征合并马尔尼菲青霉病病例，对原因不明的发热患者要注意检查免疫功能，对免疫缺陷患者需注意机会致病菌感染。

病史摘要

　　患儿，男性，1岁7个月，于2019年3月28日入院。

◆ **主诉**

咳嗽半个月，反复发热1周。

◆ **现病史**

患儿半个月前接触咳嗽家属后出现咳嗽，病初为单声咳，后咳嗽较前加重，呈阵发性咳嗽，伴流涕，无明显喘息、气促、发绀，曾在外院就诊，予口服奥司他韦等治疗后咳嗽无好转。1周前开始出现发热，热峰40 ℃，口服退热药物后体温可降至正常，但易反复，每天发热2~3次。5天前至广州市妇女儿童医疗中心门诊就诊，查血常规＋CRP示WBC 7×10^9/L，N% 29%，CRP 30 mg/L；血清淀粉样蛋白A 88.62 mg/L。予口服阿奇霉素3天，咳嗽及发热无好转，病程中腹部、背部曾出现散在红色皮疹，皮疹2天后消退。2019年3月28日至广州市妇女儿童医疗中心复诊，查血常规＋CRP示WBC 7.2×10^9/L，N% 40%，L% 49%，CRP 129.5 mg/L；生化示ALT 178 U/L，AST 524 U/L；胸部X线示支气管肺炎。拟"支气管肺炎"收入急诊留观室，予头孢哌酮抗感染、氨溴索化痰，以及护肝、雾化等治疗，患儿仍有发热、咳嗽，无气促、喘息、发绀，无呕吐，无眼红、唇红。为进一步诊治，拟"支气管肺炎"收入儿科急诊综合病房。自起病以来，患儿精神、胃纳、睡眠可，大小便如常，体重无明显增减。

◆ **既往史**

既往体健。外公有结核病病史，母亲有乙型肝类（乙肝）病史。追问病史后补充：患儿起病前有蚊虫叮咬史，双侧耳后可见蚊虫叮咬后的结痂。

◆ 入院查体

T 36.9 ℃，P 118次/min，R 32次/min，BP 89/58 mmHg，体重 11.5 kg。神志清楚，精神、反应一般，双侧耳后可见结痂，余全身皮肤未见皮疹、出血点，浅表淋巴结未触及肿大。颈软，无抵抗。咽稍充血，呼吸节律规则，三凹征阴性，双肺呼吸音对称、粗，可闻及痰鸣音。心音有力，心律齐，未闻及明显杂音。腹软，腹壁静脉未见曲张，腹部未扪及包块，按压无异常哭闹，肝脾触诊不满意，肠鸣音正常。四肢肌力、肌张力正常，肢端暖，足背动脉搏动可，CRT＜2 s。生理反射存在，病理征未引出。

◆ 实验室检查

血常规＋CRP： WBC 7.2×10^9/L，Hb 111 g/L，PLT 313×10^9/L，N% 40%，L% 49%，CRP 129.5 mg/L（2019-3-28）。

ESR： 61 mm/h。

PCT： 1.96 ng/mL。

速诊生化： ALT 178 U/L，AST 524 U/L，碱性磷酸酶（ALP）392 U/L，γ-谷氨酰转移酶（GGT）123 U/L，总蛋白（TP）51.1 g/L，白蛋白（Alb）28.4 g/L，总胆汁酸（TBA）65.2 μmol/L，肌酸激酶（CK）36 U/L，LDH 676 U/L，α-羟丁酸脱氢酶 385 U/L（2019-3-28）。

免疫六项： IgA＜0.07g/L，IgG＜0.33 g/L，IgM 3.07 g/L，IgE＜5 U/mL，补体 C3 1.14 g/L，补体C4 0.28 g/L（2019-3-26）。

自身抗体十八项、血管炎四项： 未见明显异常。

◆ 功能及影像学检查

胸部X线： 支气管肺炎。

腹部B超： 肝大，肝实质回声不均匀，肝门部、腹膜后、腹腔内多发异常肿大淋巴结，性质待定。脾大，腹腔少量积液，胆、胰未见明显异常，双肾未见明显异常。

胸腹部CT： 双肺多发小结节，纵隔及肺门多发肿大淋巴结；肝脾大，副脾，肝内多发片状低密度灶，右肾数个小结节影，腹膜后及肠系膜多发肿大淋巴结；盆腔少量积液，双侧腹股沟区多发稍大淋巴结影（图2-3-1A、B、C和D）（2019-4-2）。

头颅MRI： 右额叶点状异常信号，考虑小血管周围病变；双侧脑室后角周围小片状影，考虑髓鞘形成未成熟区。

基因检测：X连锁无丙种球蛋白血症基因检测未见异常。

◆ 病理及病原学检查

T-SPOT（外院）：抗原A孔 阴性，抗原B孔 阳性。

真菌1,3-β-D葡聚糖：210.55 pg/mL。

血培养：马尔尼菲青霉 阳性（2019-4-3）。

PPD试验、痰结核分枝杆菌DNA、肥达试验、外斐反应：未见明显异常。

◆ 入院后诊疗经过

患儿入院诊断考虑：肺炎；肝功能损害；免疫缺陷。予头孢哌酮抗感染、还原型谷胱甘肽护肝、氨溴索化痰、雾化及免疫球蛋白支持治疗，患儿咳嗽症状略好转，但仍发热。完善腹部B超，结果提示肝大，肝实质回声不均匀，肝门部、腹膜后、腹腔内多发异常肿大淋巴结，性质待定。补充诊断：腹腔淋巴结肿大（结核病？肿瘤性疾病？）。2019年4月2日完善胸腹部CT平扫＋增强扫描，同时请免疫科会诊后考虑不排除X连锁无丙种球蛋白血症。2019年4月5日外送血液标本至某胸科医院行T-SPOT，结果提示抗原A孔阴性，抗原B孔阳性，结合患儿存在免疫缺陷病的可能及CT检查结果，不能排除结核分枝杆菌感染，与家属沟通后请某胸科医院儿科主任院间会诊，同时再次告知家属患儿有行骨髓穿刺及腰椎穿刺检查的必要，但家属签字拒绝。后X连锁无丙种球蛋白血症基因检测阴性，但仍不能排除免疫缺陷，需进一步完善全外显子组测序。综合考虑，患儿为免疫缺陷基础上的多重感染，予升级抗生素，联合使用利奈唑胺＋拉氧头孢进行抗感染治疗。其间家属补充患儿起病前有蚊虫叮咬史，双侧耳后可见蚊虫叮咬后结痂，予完善肥达试验、外斐反应后排除恙虫病，经验性加用阿奇霉素口服。2019年4月3日及4月7日患儿两次血培养均提示马尔尼菲青霉阳性，4月3日遂加用伏立康唑进行抗真菌治疗，4月6日起患儿发热间隔时间延长，热峰有下降，4月9日未再发热，遂于4月12日停用利奈唑胺。2019年4月13日及4月18日复查的血细菌、真菌培养均为阴性，复查的血常规＋CRP、生化指标明显好转，患儿体温稳定。2019年4月16日复查胸腹部CT平扫＋增强扫描，结果提示双肺多发小结节较前吸收、缩小，纵隔及肺门肿大淋巴结较前缩小；肝脾大较前减轻，副脾，肝内多发片状低密度灶基本消失，右肾数个小结节影较前吸收、缩小或消失，腹膜后及肠系膜多发肿大淋巴结较前缩小；盆腔积液较前稍减少，双侧腹股沟区多发稍大淋巴结影较前缩小（图2-3-1E、F和G）。2019年4月19日停用拉氧头孢，继续予伏立康唑抗真菌。2019年4月26日复

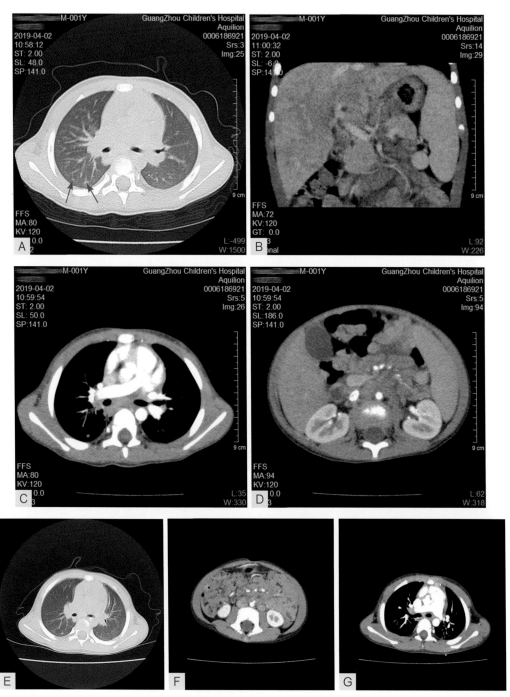

A、B、C和D. 治疗前，胸部CT示右下肺细小结节（A箭头），肝脾大（B），纵隔及肺门多发肿大淋巴结（C箭头），腹膜后及肠系膜多发肿大淋巴结（D箭头）；E、F和G. 治疗后复查，右下肺结节较前吸收、缩小（E），腹膜后及肠系膜肿大淋巴结较前缩小（F），纵隔及肺门肿大淋巴结较前缩小（G）。

图2-3-1　治疗前后本患儿胸部CT表现

查的血常规＋CRP示CRP 1.5 mg/L，WBC 6.8×10^9/L，Hb 115 g/L，PLT 221×10^9/L，N% 17%，单核细胞百分比（M%）5%，L% 69%，EOS% 9%，指标恢复正常。2019年4月29日至4月30日连续予免疫球蛋白［1g/（kg·d）］支持治疗。2019年5月3日复查的免疫六项示IgG 7.71 g/L，IgA 0.12 g/L，IgM 2.72 g/L，IgE < 5 U/mL，补体C3 1.4 g/L，补体C4 0.28 g/L，IgG水平上升至正常范围，考虑与住院期间使用免疫球蛋白治疗有关，但IgM水平仍高于正常值，IgA水平仍低于正常值，提示患儿存在免疫缺陷可能。2019年5月4日患儿带药出院，门诊随诊。2019年8月14日患儿于我院门诊查全外显子组测序，结果提示患儿为X连锁高IgM综合征。

------------------------------{ 临床关键问题及处理 }------------------------------

关键问题1　患儿发热的病因是什么？

患儿为幼儿期儿童，以反复高热、咳嗽为主要表现，有结核病患者接触史，辅助检查提示炎症指标（CRP、PCT、ESR等）明显升高，胸腹部影像学检查提示双肺多发小结节，纵隔及肺门多发肿大淋巴结，腹部多发深部肿大淋巴结，肝脾大。入院后先后予头孢哌酮、利奈唑胺、拉氧头孢抗感染，辅以免疫球蛋白调节体液免疫后，发热仍无明显好转，提示患儿发热病因为结核分枝杆菌或真菌感染的可能性大。但入院完善的结核病相关检测尚不支持结核分枝杆菌感染，血液真菌1,3-β-D葡聚糖升高，提示侵袭性真菌感染可能。入院后查血培养，结果提示马尔尼菲青霉阳性，患儿真菌感染诊断明确，结果回报后立即予伏立康唑进行抗真菌治疗，用药3天后患儿发热间隔时间延长，热峰下降，6天后体温逐渐恢复至正常，复查血常规、CRP、生化等指标均逐渐恢复正常，复查血培养、真菌培养、T-SPOT均为阴性，胸腹部CT影像学表现均较前好转，提示抗真菌治疗有效，再次证实患儿发热与真菌感染有关。之后停用注射用伏立康唑，予伏立康唑口服剂型长期治疗。

关键问题2　患儿机会致病真菌感染的深层次原因是什么？

患儿起病时1岁7月龄，既往体健，无反复呼吸道、皮肤、消化道等感染病史，本次以反复咳嗽、发热等急性起病症状入院，血培养提示马尔尼菲青霉感染。马尔尼菲青霉病大多见于严重免疫缺陷患者，患儿是否存在免疫缺陷病？患儿住院期间多次复查免疫指标，结果均提示IgM升高，IgG、IgA降低，且抗真菌及免疫球蛋白治疗后多次复查的IgM仍高于正常值、IgA仍低于正常值，因此考虑患儿免疫缺陷病可能性大。

患儿及其父母X连锁无丙种球蛋白血症基因检测均未提示异常结果，后续门诊随访进一步完善全外显子组测序，提示患儿Xq26.3区段检出＞132 kb微缺失，该片段包含 *CD40LG/ARHGEF* 等 *OMIM* 基因，*CD40LG* 基因几乎全基因缺失，导致X连锁高IgM综合征，该基因来源于母亲。因此，患儿确诊为X连锁高IgM综合征，此亦为患儿机会致病真菌感染的深层次原因。

──────────{ 背景知识介绍 }──────────

1. 马尔尼菲青霉病

马尔尼菲青霉（Penicillium marneffei）是一种双相型真菌，其可引起全身性真菌感染，即马尔尼菲青霉病。马尔尼菲青霉病通常见于免疫功能严重受损的患者，传播方式尚不清楚，可能是空气传播。马尔尼菲青霉感染流行于大多数东南亚国家、印度东北部和中国南方。

（1）临床表现：儿童马尔尼菲青霉病多见于有原发性免疫缺陷的宿主，由于缺乏特异性临床表现，易被误诊为肺组织胞浆菌病、肺结核或侵袭性肺曲霉病等。临床表现由血行播散引起，主要包括发热、淋巴结肿大、肝脾大、贫血、身体质量指数下降、呼吸系统症状及皮肤损害等。相比成年人，儿童出现发热、肝脾大的可能性更大，出现典型皮肤病变的可能性更小。此外，儿童易出现全身播散性马尔尼菲青霉感染，表现为多种致死性并发症，如噬血细胞性淋巴组织细胞增生症、急性呼吸窘迫综合征（ARDS）、感染性休克、弥散性血管内凝血、多器官功能障碍综合征（MODS）等，严重者甚至累及中枢神经系统。

（2）实验室检查：大约75%的患者会出现贫血。30%～50%的患者可出现转氨酶和胆红素轻度升高、白细胞增多或减少。真菌1,3-β-D葡聚糖升高的比例为82%。当儿童感染此菌时，应评估患儿的免疫状态，包括免疫球蛋白、淋巴细胞计数等，若表现为血清IgG、IgA水平降低及T淋巴细胞数目减少，则提示细胞和体液免疫存在不同程度异常。病原学培养常用的临床标本包括血液、骨髓、肺泡灌洗液、脑脊液、淋巴结或皮肤等，诊断的金标准是从临床标本中培养出病原体，其中骨髓培养敏感性最高。

（3）影像学检查：呼吸系统作为最先和最常受累的系统，可有多种异常胸部影像学表现，包括斑片或大片状渗出、弥漫粟粒样病变、磨玻璃样改变、孤立结节合并空洞、纵隔淋巴结肿大、胸腔积液等。本病虽为肺部症状首发，但胸部CT表现无特异，易与结核病混淆。

（4）治疗：目前尚未有标准的抗真菌治疗方案，主要的一线用药包括两性霉素B与伊曲康唑等。相比两性霉素B，伏立康唑作为一种广谱三唑类抗真菌药物，肾毒性低，常推荐作为婴幼儿初始抗真菌药物。

2. X连锁高IgM综合征

高IgM综合征包括一组先天性和后天性的异质性疾病，特征是类别转换重组（CSR）缺陷，其中免疫球蛋白μ重链被生物学特性不同的其他重链同种型取代，从而生成IgM以外的免疫球蛋白同种型，导致血清IgM水平正常或升高，并伴有IgG、IgA和IgE缺乏及抗体功能低下。

高IgM综合征最常见的遗传形式为X连锁遗传，是由编码CD40L的*CD40LG*基因突变引起，是一种联合免疫缺陷，该病影响活化CD4$^+$T淋巴细胞与表达CD40的细胞之间的相互作用。表达CD40的细胞有B淋巴细胞、树突状细胞、单核细胞、巨噬细胞、血小板、活化的内皮细胞和上皮细胞。

CD40L缺陷的临床表型通常出现在婴儿期，50%患儿1岁时出现症状，几乎所有患儿4岁时均出现症状，包括复发性肺感染、机会性感染和肝胆系统疾病。大约40%的患者发生耶氏肺孢子菌肺炎，这可能是最早的临床表现，1/3的患者出现慢性或迁延性腹泻。

通过流式细胞术分析体外活化CD4$^+$T淋巴细胞表面CD40L的表达情况可帮助诊断X连锁高IgM综合征，也可用于携带者检测。最终应通过突变分析确诊遗传决定型高IgM综合征。

高IgM综合征需要定期给予免疫球蛋白进行治疗。CD40L和CD40缺陷还有其他治疗措施，包括通过使用复方磺胺甲噁唑预防耶氏肺孢子菌感染，实行降低隐孢子虫感染风险的卫生措施，以及定期监测肝功能等。CD40L（或CD40）缺陷的唯一确定性治疗方法是造血干细胞移植（HSCT）。

点评

马尔尼菲青霉病作为一种机会感染性疾病，临床表现不典型，易与结核病混淆，在儿童中常见于原发性免疫缺陷患者，多在婴幼儿期发病，发现该真菌感染的患者应进行全面的免疫功能评估，并进行规范的抗真菌治疗。由于原发免疫缺陷，该病预后差，本病例患儿出院后虽定期输注免疫球蛋白，长期口服伏立康唑治疗（疗程10个月），并不定期监测血药浓度及肝功能，但仍有反复口腔溃疡、呼吸道感染病史，1年后再次因马尔尼菲青霉感染住院治疗。

（沈君　韩英　李佩青　赖茜）

参考文献

［1］贾春辉，曹立华，刘伯强，等.艾滋病合并马尔尼菲青霉菌病误诊为粟粒性肺结核1例报道［J］.临床合理用药杂志，2022，15（9）：162-165.

［2］樊慧峰，陶建平，王嘉怡，等.儿童非人类免疫缺陷病毒相关马尔尼菲篮状菌感染并噬血细胞综合征11例临床分析［J］.中国实用儿科杂志，2022，37（4）：283-288.

［3］李良.伏立康唑治疗AIDS合并马尔尼菲篮状菌病的效果及对患者肝、肾功能的影响［J］.智慧健康，2021，7（14）：146-148.

［4］徐雪花，樊慧峰，卢根.儿童马尔尼菲青霉菌感染的诊治进展［J］.中华实用儿科临床杂志，2022，37（6）：474-477.

［5］罗湘琴，梁英，凌业生，等.非艾滋病儿童马尔尼菲青霉菌病3例报告及文献复习［J］.临床儿科杂志，2020，38（7）：550-553.

［6］唐文静.高IgM综合征发病机制研究进展［J］.国际儿科学杂志，2013，40（1）：10-13.

［7］贺建新，王荟，刘秀云，等.以卡氏肺孢子菌肺炎起病的X连锁高IgM综合征婴儿1例［J］.中国实用儿科杂志，2013，28（8）：635-637.

［8］SCHNEIDER L C. X-linked hyper IgM syndrome［J］. Clin Rev Allergy Immunol, 2000, 19（2）: 205-215.

［9］FRANÇA T T, BARREIROS L A, AL-RAMADI B K, et al. CD40 ligand deficiency: treatment strategies and novel therapeutic perspectives［J］. Expert Rev Clin Immunol, 2019, 15（5）: 529-540.

第四节　肺放线菌病

　　儿童肺放线菌感染罕见且临床症状不典型，仅凭影像学表现易被误诊为真菌感染、结核病、肿瘤等。本节介绍1例儿童肺放线菌感染病例。在诊疗过程中，借助纤维支气管镜及肺泡灌洗液病原微生物高通量测序检查，可成功诊断并治疗该病。

{ 病史摘要 }

　　患儿，男性，7岁，2021年1月17日入院。

◆ **主诉**

反复发热1周，咳嗽3天。

◆ **现病史**

患儿1周前无明显诱因出现高热，热峰39 ℃以上，有寒战，无抽搐，予退热药后体温可降至正常，但易反复，发热间隔约8小时。3天前患儿出现咳嗽，起初为单声咳，后咳嗽加剧，呈阵发性，伴白色黏液痰，难咳出。2021年1月15日至1月17日在当地妇幼保健院住院治疗，患儿被诊断为肺炎，查血常规＋CRP示CRP 129 mg/L，WBC 35.86×10^9/L，Hb 107 g/L，PLT 512×10^9/L，N% 84.8%；PCT 0.594 ng/mL；胸部X线示支气管肺炎；胸部CT考虑双肺炎性病变。当地妇幼保健院予头孢噻肟抗感染及补液、退热等治疗，患儿症状未见好转，建议家属自行转至上级医院接受进一步治疗。家属于2021年1月17日至广州市妇女儿童医疗中心门诊，联系儿科急诊综合病房后，遂由门诊拟"社区获得性肺炎（非重症）；脓毒血症"将患儿收入儿科急诊综合病房。自起病以来，患儿精神、胃纳一般，无恶心、呕吐，无腹泻，大小便正常，睡眠可，体重未见明显变化。

◆ **既往史**

既往体健，无特殊。

◆ 入院查体

T 36.5 ℃，P 100次/min，R 24次/min，BP 102/63 mmHg。神志清楚，精神、反应可，全身皮肤无黄染，未见皮疹及出血点，全身淋巴结未触及肿大。咽充血，双侧扁桃体Ⅱ度肿大。双肺呼吸音粗、对称，未闻及干、湿啰音。心音有力，律齐，各瓣膜听诊区未闻及杂音。腹部稍膨隆，肝脾肋下未触及，全腹无压痛、反跳痛及肌紧张，肠鸣音4次/min。脊柱、四肢无畸形，四肢肌张力正常，足背动脉搏动有力，CRT<2 s。

◆ 实验室检查

血常规＋CRP：患儿入院后血常规及CRP结果见表2-4-1。

表2-4-1　本患儿入院后血常规及CRP结果对比

日期	CRP/(mg·L^{-1})	血常规项目						
		WBC/L^{-1}	N/%	L/%	M/%	中性杆状核粒细胞/%	Hb/(g·L^{-1})	PLT/L^{-1}
2021-1-17	—	29.2×10^9	82	7	7	4	92	513×10^9
2021-1-19	123.04	27.4×10^9	70	14	10	5	93	605×10^9
2021-1-26	14.47	19.1×10^9	77	16	5	—	98	763×10^9

凝血四项：纤维蛋白原（Fib）6.71 g/L，余未见异常。

速诊生化：超敏-CRP 195.98 mg/L，余无异常。

免疫六项：IgA 2.64 g/L，IgG 11.80 g/L，IgE 889 U/mL，IgM 1.46 g/L，补体C3 1.59 g/L，余未见异常。

ESR：120 mm/h。

淋巴细胞亚群检测＋中性粒细胞功能检测：辅助T淋巴细胞25.89%，磷酸盐缓冲液（PBS）刺激65.06%。

血气分析：未见明显异常。

◆ 功能及影像学检查

胸部CT（外院影像学会诊）：肺部感染，多发结节影，待排除真菌等特殊菌群感染（2021-1-18）。

腹部B超：肝大，肝实质回声细密，双肾较同龄儿大，消化道积气。

头颅＋腹部MRI：头颅MRI平扫＋增强扫描未见明显异常；肝、胆、脾、胰、双肾及膀胱未见明显异常。

心脏彩超：大致正常心动图。

◆ 病理及病原学检查

外周血病原微生物高通量测序：寡育外瓶霉，特异序列数41；鲍曼不动杆菌，特异序列数1（图2-4-1）（2021-1-21）。

原核微生物				
类型	中文名	拉丁名	置信度	特异序列数
G-	鲍曼不动杆菌	*Acinetobacter baumannii*	中	1

病毒				
类型	中文名	拉丁名	置信度	特异序列数
dsDNA	人类（伽马）疱疹病毒第四型	*Human（gamma）herpesvirus 4*	中	3
dsDNA	人巨细胞病毒	*Human cytomegalovirus*	中	1

附录1　背景微生物

类型	中文名	拉丁名	特异序列数
G+	直肠真杆菌	*Eubacterium rectale*	57
Fungi	寡育外瓶霉	*Exophiala oligosperma*	41

图2-4-1　本患儿外周血病原微生物高通量测序结果

呼吸道病原体抗体九项、结核抗体、咽拭子呼吸道病原体核酸、血培养、真菌二项、真菌1,3-β-D葡聚糖、PPD试验：未见明显异常。

◆ 入院后诊疗经过

结合病史、症状及胸部CT提示的肺部多发结节表现，患儿肺部感染诊断明确，但常规抗感染治疗效果不佳，仍有反复发热，考虑存在特殊病原菌感染，临床上首先考虑结核分枝杆菌或真菌感染，并需进一步查找有无免疫缺陷病。入院后完善免疫六项，未见典型免疫缺陷病证据；行72小时PPD试验，结果为阴性；查外周血病原微生物高通量测序，结果提示寡育外瓶霉及鲍曼不动杆菌（图2-4-1）。寡育外瓶霉为罕见真菌，主要在免疫缺陷患者中发现，可引起鹰嘴部滑囊炎，但进一步完善真菌1,3-

β-D葡聚糖、真菌二项检查，结果均为阴性，考虑患儿不符合真菌感染，故未予抗真菌治疗。后升级抗生素，予美罗培南抗感染，患儿体温好转。2021年1月26日复查的血常规＋CRP示WBC 19.1×10^9/L，Hb 98 g/L，PLT 763×10^9/L，N% 77%，M% 5%，L% 16%，CRP 14.47 mg/L，结果较前好转。但2021年1月27日复查胸部CT，仍见双肺多发结节，可见"晕征"及空洞，考虑特异性感染（真菌）等待排（图2-4-2）。

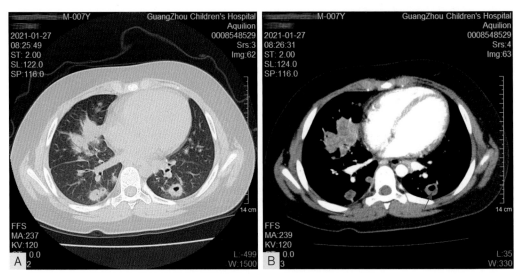

图2-4-2   本患儿胸部CT表现

双肺多发结节，可见"晕征"及空洞（B箭头）。

诊疗团队认为，患儿病灶无明显好转可能与抗感染疗程不足有关，但感染病原体仍未知。之后诊疗团队考虑患儿肺部结节病灶可能存在包裹情况，故病原体进入外周血少而无阳性发现，若能提取肺部病灶组织进行检测应能提高阳性率。为进一步明确病原体，2021年1月30日与家属沟通并获得同意后为患儿行纤维支气管镜及肺泡灌洗液病原微生物高通量测序检查，结果提示格雷文尼茨放线菌及副流感嗜血杆菌（图2-4-3）。放线菌为罕见病原体。查阅文献，发现患儿临床表现符合该菌的感染特点，遂根据指南应用大剂量青霉素并后续口服阿莫西林进行序贯抗感染治疗。2021年3月23日，患儿经口服治疗近2个月后返院复诊，查血常规及CRP均提示在正常范围，复查胸部CT，提示肺部既往病灶完全吸收，但左肺近胸壁处出现一新的小结节病灶（图2-4-4A和B）。2021年7月13日，自上次复诊3个月后再次随访，患儿胸部CT显示其已基本痊愈（图2-4-4C）。

原核微生物				
类型	中文名	拉丁名	置信度	特异序列数
G+	格雷文尼茨放线菌	*Actinomyces graevenitzii*	高	2250
G-	副流感嗜血杆菌	*Haemophilus parainfluenzae*	高	1091

图2-4-3 本患儿肺泡灌洗液病原微生物高通量测序结果

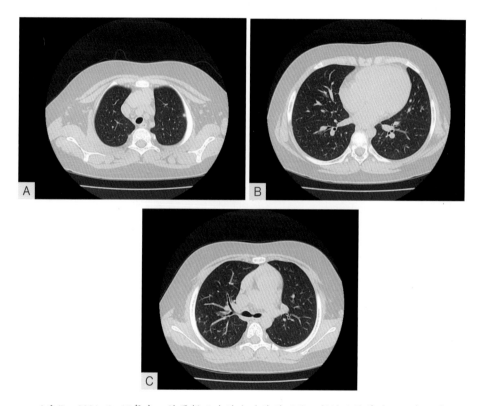

A和B. 2021-3-23复查，结果提示左肺上叶胸膜下见一新的小结节病灶，余双肺
病灶较前明显吸收；C. 2021-7-13复查，结果提示未见明显异常。

图2-4-4 本患儿两次复查的胸部CT表现

───────{ 临床关键问题及处理 }───────

关键问题 如何明确患儿肺部感染的病原体？

患儿肺部感染诊断明确，但常规抗感染治疗效果不佳，考虑存在特殊病原菌感染
可能，但完善相关检查后，仍未能明确患儿为何种病原体感染。再次分析患儿胸部影像
学表现，患儿肺部多发结节，考虑这些结节病灶可能存在包裹情况，从而导致释放入血

的病原体较少，因此检查无阳性发现，故为患儿行纤维支气管镜及肺泡灌洗液病原微生物高通量测序检查，最终发现了致病菌。肺部病灶在包裹的情况下，病原体进入外周血较少，用常规检查未必能发现致病菌，此时可考虑应用纤维支气镜并提取病灶组织进行测序检查。纤维支气管镜与肺泡灌洗液病原微生物高通量测序检查均是明确肺部感染病原体的重要手段。

{ 背景知识介绍 }

　　放线菌病是由放线菌属致病菌感染引起的慢性疾病，人放线菌病主要由衣氏放线菌感染引起。放线菌是口腔和肠道的寄生菌，可通过破损的黏膜感染颈面部、腹部和胸部，根据侵犯的部位一般分为头颈型、腹盆腔型和胸型，发病率分别为55%、20%和15%。有研究显示，龋齿是放线菌感染的危险因素之一，肺部有基础病变者也易继发放线菌感染。放线菌是兼性厌氧的革兰氏阳性丝状细菌，生长需要营养丰富的培养基，且生长缓慢，故培养时间较长，至少需要14~21天才能培养成功，加上放线菌对抗生素较敏感，较短时间抗生素的使用就可能使培养结果阴性，故该菌培养阳性率较低。肺部放线菌感染临床表现隐匿，影像学多表现为团块状阴影，部分有空洞，易被误诊为肿瘤、肺结核或真菌感染。放线菌大多与其他微生物菌群共同生存，如伴放线聚集杆菌与嗜沫嗜血杆菌共生等，具体发病机制暂不明确。放线菌感染可发生于免疫功能正常的儿童，而有慢性肉芽肿等免疫缺陷病的患儿则更容易感染包括放线菌在内的多重微生物。放线菌感染一般推荐用大剂量、长疗程的青霉素治疗，必要时严重的病例可能需要手术治疗。药物治疗一般为静脉滴注青霉素类药物2~6周，随后口服青霉素类药物3~12个月，足疗程的治疗尤为关键。

点评

　　本例患儿起病过程与常见病原菌导致的肺部感染病例无异，但常规抗感染治疗效果不佳，胸部CT可见肺部散在结节样密度增高影，提示特殊病原菌感染，且病灶定位明确。若诊疗团队能更积极地从寻找病原学证据角度出发，尽早完善纤维支气管镜及肺泡灌洗液病原微生物高通量测序检查，可更早开展有效的抗感染治疗，并避免不合理的高级抗生素使用。

（沈君　苏玲　李素云　田金生）

参考文献

［1］苏玲，李素云，洪燕，等.肺泡灌洗液宏基因测序诊断儿童肺放线菌感染一例［J］.新医学，2022，53（1）：66-69.

［2］KÖNÖNEN E，WADE W G. Actinomyces and related organisms in human infections［J］. Clin Microbiol Rev，2015，28（2）：419-442.

［3］SAMA C B，MBARGA N F，OBEN C E，et al. Massive paediatric cervicofacial actinomycoses masquerading as an ulcerative malignancy［J］. BMC Infect Dis，2016，16（1）：417.

第五节 广州管圆线虫病

　　嗜酸性粒细胞增多性脑膜脑炎最常见的原因是广州管圆线虫感染，我国南方地区多见。本节介绍2例广州管圆线虫相关的嗜酸性粒细胞增多性脑膜脑炎病例，对于流行地区的嗜酸性粒细胞增多的发热待查患儿，应积极寻找寄生虫感染证据。

病例一

病史摘要

　　患儿，女性，2岁，于2019年4月10日入院。

◆ **主诉**

发热26天。

◆ **现病史**

　　患儿26天前无明显诱因出现低热，低热持续约4天，伴躯干部数颗皮疹2天，有瘙痒，涂药后皮疹快速消退，无鼻塞、流涕、咳嗽等不适，后出现高热，热峰39 ℃以上，初期每天发热2次，口服当地诊所开的药物后发热无好转，发热频率增多，每天发热2~4次，伴有少许咳嗽，无咳痰，无喘息、气促，无寒战、抽搐，口服退热药后体温可降至正常，但易反复，于当地医院查血常规示WBC $24×10^9$/L，嗜酸性粒细胞高（口述），曾住院接受抗感染治疗3天，病情无好转。2019年3月27日至4月4日于广西壮族自治区某三甲医院住院治疗，住院期间查血常规示WBC $14.53×10^9$/L，Hb 113 g/L，PLT $419×10^9$/L，EOS% 4.4%；ESR 121 mm/h；PCT 0.055 ng/mL；骨髓细胞学示骨髓增生活跃，嗜酸性粒细胞比例升高；心脏彩超未见异常。医院诊断为"发热；支气管炎；川崎病"，先后予哌拉西林、利福霉素、阿奇霉素、万古霉素、帕拉米韦等抗感染，并予免疫球蛋白等治疗，患儿发热仍无好转。为进一步诊治，患儿于2019年4月4日至广州市妇女儿童医疗中心就诊，查血常规示EOS% 23%；血清弓形虫IgG抗体阳性，脑囊虫IgG抗体弱阳性，包虫IgG抗体阳性。急诊留观期间予头孢呋辛抗感染，患儿仍有反复发热，无腹泻、腹胀，无血便、血尿，无恶心、呕吐，无尿频、尿急，无唇红、眼红。为进一步诊治，拟"发热待查"收入儿科急诊综合病房。病程中，患儿发热时精神稍差，热退后精神、反应如常，胃纳、睡眠可，大小便如常，体重下降约1 kg。

◆ 既往史

2019年3月14日有乙脑疫苗接种史。既往体健。否认肝炎、结核病等传染病病史，否认药物、食物过敏史，否认G6PD缺陷症病史，否认外伤史，否认手术史，有丙种球蛋白输注史。父亲有乙肝病史。追问病史，病程中有老鼠、福寿螺等间接接触史（注：家人有食用老鼠、福寿螺的情况，患儿未食用）。

◆ 入院查体

T 39.4 ℃，P 120次/min，R 24次/min，BP 105/59 mmHg，体重12.2 kg。神志清楚，精神、反应一般，全身皮肤未见皮疹、出血点，右侧颈部可扪及数颗绿豆大小淋巴结，无压痛，质地中，余浅表淋巴结未触及肿大。颈软，无抵抗。咽稍充血，呼吸节律规则，三凹征阴性，双肺呼吸音对称、粗，可闻及痰鸣音。心音有力，心律齐，未闻及明显杂音。腹软，腹壁静脉未见曲张，腹部未扪及包块，按压无异常哭闹，肝脾肋下未触及，肠鸣音正常。四肢肌力、肌张力可，肢端暖，足背动脉搏动可，CRT < 2 s。生理反射存在，病理征未引出。

◆ 实验室检查

血常规+CRP： WBC 16.2×10^9/L，AEC 3.69×10^9/L，EOS% 23%，N% 42%，L% 32%，Hb 113 g/L，PLT 498×10^9/L，CRP < 0.5 mg/L（2019-4-10）。

速诊生化： LDH 353 U/L。

PCT： 0.331 ng/mL。

ESR： 79 mm/h。

铁蛋白： 254.1 ng/mL。

真菌1,3-β-D葡聚糖： 64.21 pg/mL。

免疫六项： IgG 24.2 g/L，IgM 3.04 g/L，补体C3 1.73 g/L，IgE 61 U/mL，余未见异常。

脑脊液常规： 蛋白定性 极弱阳性，白细胞总数 228×10^6/L，N% 20%，L% 72%，EOS% 8%。

脑脊液生化：LDH 37 U/L，超敏-CRP 0.3 mg/L，氯化物 125.8 mmol/L，葡萄糖 1.67 mmol/L，镁 1.13 mmol/L，微量蛋白 0.53 g/L。

凝血四项、输血前四项、自身抗体十八项、自身免疫三项、血管炎四项、大便常规、血气分析及电解质：未见明显异常。

◆ 功能及影像学检查

胸部X线：支气管炎。

头颅MRI：双侧大脑半球白质多发异常信号，双侧大脑半球、小脑半球多发小结节状强化影，寄生虫感染未排除（图2-5-1）（2019-4-16）。

胸腹部CT：双肺多发结节影，考虑免疫相关肺小血管炎性病变；腹部CT平扫＋增强扫描未见明显异常。

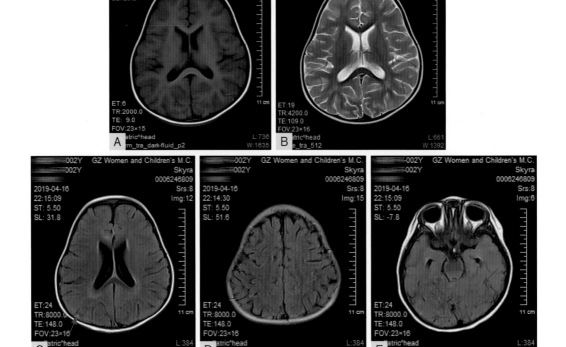

A和B．T1WI、T2WI加权平扫未见明显异常；C、D和E．液体衰减反转恢复（FLAIR）序列增强扫描示双侧小脑、大脑半球见多发异常强化小结节（箭头）。

图2-5-1　本患儿头颅MRI表现

腹部B超：肝稍大，脾、胆囊、胰、双侧肾上腺区、双肾、肠道、腹膜后未见明显异常。

心电图、心脏彩超：未见异常。

◆ 病理及病原学检查

血清广州管圆线虫IgG抗体：阳性。

寄生虫全套：脑囊虫IgG抗体 弱阳性，包虫IgG抗体 阳性，弓形虫IgG抗体 阳性。

脑脊液病原微生物高通量测序：互隔链格孢菌。

血疟原虫、大便寄生虫镜检、T-SPOT、痰真菌培养、血培养、肥达试验、外斐反应、呼吸道病原体抗体九项、咽拭子呼吸道病原体核酸、脑脊液培养及病原学：未见明显异常。

◆ 入院后诊疗经过

入院后第一次主治医师查房，从感染和非感染两大病因对患儿病情进行了分析，最后考虑寄生虫感染的可能性大，真菌、结核分枝杆菌感染不能排除。入院当天诊断性给予阿苯达唑＋阿奇霉素口服，服用阿苯达唑片两次后患儿发热间隔时间延长，热峰下降。入院第2天（2019-4-11），患儿体温正常，但稳定2天后（2019-4-13）体温再次升高，间有咳嗽，予复查呼吸道病原体抗体九项，结果未见异常，请感染科会诊后，予阿苯达唑片加量，患儿体温反复3天后再次正常2天，其间监测到外周血嗜酸性粒细胞数呈总体下降趋势（2019年4月19日复查的结果正常）。

住院期间进行疑难病例讨论，讨论内容如下。①病例特点：2岁女性患儿，急性起病，以发热1月余为主要表现，无其他阳性伴随症状，查体除右侧颌下可扪及数颗绿豆大小淋巴结外，心肺腹及神经系统检查无阳性体征。整个病程中辅助检查主要表现为外周血嗜酸性粒细胞增多（图2-5-2），脑脊液中嗜酸性粒细胞百分比明显升高（8%）（图2-5-3），脑脊液蛋白数升高、葡萄糖降低，影像学检查主要表现为肺及脑部损害，流行病学有老鼠及福寿螺间接接触史。目前经抗寄生虫治疗后，患儿嗜酸性粒细胞数已降至正常，体温有间断5天是正常的。②分析外周血嗜酸性粒细胞增多的原因：寄生虫感染是最常见原因，变态反应性疾病（如哮喘、荨麻疹、异体蛋白或药物过敏）、血液肿瘤性疾病（如慢性粒细胞白血病、恶性肿瘤等）、风湿性疾病（如SLE、血管炎、嗜酸细胞性筋膜炎等）、免疫缺陷病（如高IgE综合征等）、嗜酸性粒细胞增多症等亦可以引起嗜酸性粒细胞增多。③从寄生虫感染方面分析：容易引起中

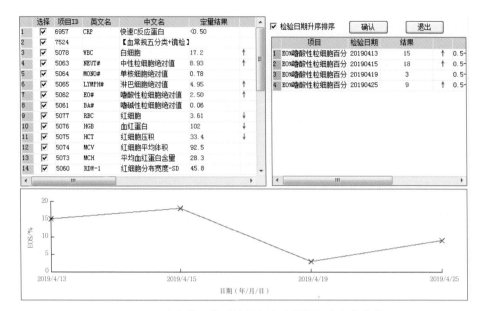

图2-5-2　本患儿入院后外周血嗜酸性粒细胞变化曲线

广州市妇女儿童医疗中心　检验报告单　　第1页,共1页

姓　名:▓▓▓▓　申请医生:▓▓▓▓　申请时间:2019-04-18 10:05　科　别:儿科急诊综合病房（儿）

性　别:女　标本种类:脑脊液　样本编号:▓▓▓▓　检验目的:脑脊液常规检查

年　龄:2岁　床　号:　诊疗卡号:▓▓▓▓　临床诊断:　发热待查

NO	项　目	结果	单位	参考值
	【脑脊液常规】			
1	颜色(Color)	无色		无色
2	透明度(Clarity)	清晰透明		清晰
3	蛋白定性(PRO)	极弱阳性(±)		阴性
4	白细胞总数(WBC)	228.0 ↑	10^6/L	0-15
5	红细胞(RBC)	0	10^6/L	
	【白细胞分类】			
6	N(中性)	20	%	
7	L(淋巴)	72	%	
8	嗜酸性粒细胞百分比(EO%)	8	%	0
	----以下为空白----			

采样时间: 2019-04-18 12:07　接收时间: 2019-04-18 13:14　检验时间:2019-04-18 13:27　报告时间: 2019-04-18 15:36

检测实验室: 儿童院区-临检组 020-81330633 (8:00-17:00)　检验者:▓▓▓▓　审核者:▓▓▓▓

注: 本检测只对来样负责,如果对结果有疑义,请在三天之内反馈。

本报告已通过广东省数字证书认证中心认证

图2-5-3　本患儿脑脊液常规提示嗜酸性粒细胞百分比达8%

枢神经系统病变的最常见的寄生虫是广州管圆线虫以及脑囊虫；脑囊虫是猪带绦虫所致，现患儿头颅MRI影像学检查不支持该诊断；根据血清广州管圆线虫IgG抗体阳性，考虑患儿是广州管圆线虫病可能性最大，但真菌感染仍不能排除（患儿脑脊液病原微生物高通量测序提示互隔链格孢菌），结核分枝杆菌感染可能性不大，待T-SPOT检查结果回报再进一步排除（后T-SPOT结果回报为阴性，排除结核分枝杆菌感染）。④下一步治疗计划：追踪外送寄生虫检查结果以协助诊治，暂继续口服阿苯达唑抗寄生虫；目前真菌仍不能排除，暂予伏立康唑抗真菌，并根据后续体温变化及时调整；择期复查腰椎穿刺脑脊液检查及头颅MRI，必要时联合其他药物抗寄生虫或排除禁忌证后予小剂量激素治疗。

2019年4月22日患儿发热明显好转，以中低热为主，可自行下降，4月23日体温已完全正常，偶有咳嗽，无咳痰，无头痛，无抽搐发作，无肢体活动障碍，无恶心、呕吐，无腹胀、腹泻，无皮疹等不适。2019年4月25日复查CRP 11.5 mg/L；血常规示WBC 8.9×10^9/L，中性粒细胞绝对值 3.48×10^9/L，淋巴细胞绝对值 3.51×10^9/L，Hb 105 g/L，PLT 331×10^9/L，L% 42%，EOS% 9%。与2019年4月19日的EOS%结果（3%）相较，患儿EOS%升高，考虑治疗疗程不足，病情存在反复的可能，但家属要求签字出院，遂于4月26日办理出院，患儿继续院外治疗。

———————————{ 临床关键问题及处理 }———————————

关键问题1　患儿的发热和嗜酸性粒细胞增多是否皆由寄生虫感染引起？

本例为幼儿期女童，急性起病，临床表现为长期发热，病程中偶有咳嗽、一过性皮疹，无其他明显阳性伴随症状和体征。辅助检查突出特点是外周血以及脑脊液中嗜酸性粒细胞明显增多。以此为线索，进一步的病因学检查关注寄生虫相关抗体、寄生虫虫卵以及病原微生物高通量测序等检查。尽管本例患儿并未获得病原学直接证据，但结合血清广州管圆线虫IgG抗体阳性和脑脊液、影像学检查的异常结果，仍然考虑患儿的发热和嗜酸性粒细胞增多的原因是寄生虫感染（尤其是广州管圆线虫）的可能性大。后经驱虫治疗，患儿体温和嗜酸性粒细胞数逐渐恢复正常。追问病史，发现患儿曾有老鼠、福寿螺间接接触史，这进一步肯定了临床医师的诊疗思路。

嗜酸性粒细胞增多的病因多样。对儿童而言，寄生虫感染是最常见原因，其次为变态反应性疾病（如哮喘、荨麻疹、异体蛋白或药物过敏）、血液肿瘤性疾病（如慢性粒细胞白血病、恶性肿瘤等）、风湿性疾病（如SLE、血管炎、嗜酸细胞性筋膜炎等）、免疫缺陷病（如高IgE综合征等）、嗜酸性粒细胞增多症等。本例提醒临床医师，在儿童嗜酸性粒细胞增多的病因分析中，需注意流行病学史的询问，以为临床诊断提供线索，必要时可予诊断性治疗。

关键问题2　引起颅内病变的寄生虫感染诊治思路是什么？

本例患儿入院时主要表现为长期发热，病程中偶有咳嗽、一过性皮疹，无其他明显阳性伴随症状和体征。医师是如何发现患儿中枢神经系统病灶的？本书总结了儿童发热待查的分阶段诊疗流程（详见第一章第五节），对于发热病程在2～4周及4周以上的儿童需完善神经系统检查，包括脑脊液和头颅影像学检查。

本例患儿在无明显神经系统症状和体征的情况下，入院后完善了脑脊液检查，发现脑脊液中嗜酸性粒细胞数明显升高，之后广州管圆线虫IgG抗体阳性、脑囊虫IgG抗体弱阳性、包虫IgG抗体阳性、弓形虫IgG抗体阳性结果回报，进一步提示患儿寄生虫感染的可能性大，接着在头颅MRI检查中发现了神经系统病灶，再次明确了患儿寄生虫病的诊断。通过对患儿病情和实验室检查结果的综合分析和判断，我们避免了诊断信息的遗漏，这对于发热待查患儿的病因分析和进一步诊治具有重要意义。

常见引起中枢神经系统病变的寄生虫是广州管圆线虫和脑囊虫。本例患儿尽管脑囊虫IgG抗体弱阳性，但无明确食入或误食猪带绦虫卵史，头颅MRI未见典型含囊尾蚴的囊状病灶，因此不考虑脑囊虫感染。

广州管圆线虫成虫寄生于终宿主鼠类（主要传染源）的肺动脉内，虫卵产出后在肺部毛细血管内孵出第1期幼虫，幼虫排出体外，在螺类（如福寿螺）等软体动物体内发育成第3期幼虫。人类是转续宿主，主要通过生食或食用未熟透的螺类，食用被第3期幼虫污染的水、蔬菜等途径感染。广州管圆线虫在人体内移行，一般不能发育成成虫，幼虫多侵犯中枢神经系统，累及脑膜、脑和脊髓实质。神经系统受累的症状以头痛最为常见，病初常为间歇性，以后发作渐频，或发作期延长，或呈持续性发作，头痛程度较剧烈，呈胀裂性，为患者所不能忍受，以双侧颞部、额部及枕部明显，常伴呕吐、感觉异常、肌肉酸痛、皮肤触摸痛和颈项强直，重者可出现瘫痪、惊厥及昏迷，甚至死亡，部分可有精神症状。头颅MRI表现多样，主要表现为颅内多发长条形影或结节状强化病灶。肺部偶可受累，主要因为虫卵或幼虫所致的结节阻塞肺部小动脉，形成异物肉芽肿，致肺动脉内膜不规则增厚。胸部CT可出现肺部小结节影等表现。本例患儿影像学检查发现的肺部及脑部病灶符合广州管圆线虫病的临床特点，但患儿无典型神经系统症状，可能与病程较短，年幼不会描述有关，这也提醒临床医师应注意对患儿的临床观察。

广州管圆线虫病又称嗜酸性粒细胞增多性脑膜脑炎或脑膜炎。脑脊液中嗜酸性粒细胞超过10个/mm³和/或嗜酸性粒细胞数占白细胞总数的10%以上即可诊断，也有学者建议脑脊液嗜酸性粒细胞比例超过5%且血清广州管圆线虫IgG抗体阳性即可诊断该病。综合患儿实验室检查结果及上述影像学分析，患儿广州管圆线虫病诊断明确。

广州管圆线虫在人体内不能发育成成虫，因此本病具有自限性。若没有再次感染，移行的幼虫会逐渐死亡，伴随的炎症也会消退，故大多数患者无须抗寄生虫治疗即可康复。对于有明显或典型症状者，可予对症及驱虫治疗；发热明显者可予物理降温或药物退热；头痛严重者可酌情予镇静剂；高颅压者应及时静脉滴注20%甘露醇等以降低颅内压，亦可酌情通过腰椎穿刺抽取适量脑脊液以缓解高颅压。《小儿传染病学（第五版）》推荐的驱虫治疗药物首选阿苯达唑［15～20 mg/（kg·d），分2次服，9天为1个疗程，一般需2个疗程，相隔2周。若第1个疗程结束后症状、体征消失，各项检验指标恢复正常则可不行第2个疗程治疗］。《诸福棠实用儿科学（第8版）》建议的治疗方案为阿苯达唑10 mg/（kg·d），分2次服，连续3周为1个疗程，具体治疗几个疗程及疗效均未提及。此外，患儿脑囊虫IgG抗体、包虫IgG抗体、弓形虫IgG抗体阳性，考虑为抗原交叉反应所致的可能性大，另阿苯达唑作为广谱驱虫药，对上述寄生虫亦具有良好的驱虫效应。

关键问题3　患儿脑脊液病原微生物高通量测序结果提示互隔链格孢菌，这是否具有临床意义？

患儿脑脊液病原微生物高通量测序检查发现互隔链格孢菌，该菌为真菌，主要侵害植物引起叶斑病、腐烂病、枯萎病等，也可引起免疫缺陷者的上呼吸道感染以及哮喘等疾病。本例患儿经驱虫治疗后仍有反复低热，病程中曾予伏立康唑抗真菌治疗，但患儿无免疫功能低下病史，能否排除此真菌感染尚需进一步观察。然而患儿家属要求签字出院，故未能为患儿做进一步诊断与治疗。

病例二

{ 病史摘要 }

患儿，女性，1岁9个月，于2019年5月3日入院。

◆ 主诉

反复发热1月余。

◆ **现病史**

患儿1月余前无明显诱因出现发热，热峰39.8 ℃，口服退热药后体温可降至正常，但易反复，每天发热2~3次，偶有咳嗽，无寒战及抽搐，无发绀，无喘息，无呕吐，无腹泻。2019年4月9日至4月14日于茂名市某妇幼保健院住院治疗，予五水头孢唑林、阿奇霉素、美洛西林等治疗，患儿仍有反复发热。2019年4月14日至4月25日转至茂名市某医院住院，查咽拭子腺病毒、流感病毒、合胞病毒阴性，胸部CT平扫示双肺小叶性肺炎，予阿奇霉素、头孢噻肟、阿昔洛韦、奥司他韦、免疫球蛋白等治疗，患儿仍有反复发热，以中高热为主，热峰及频次大致同前，偶有咳嗽。2019年4月25日转诊至广州市妇女儿童医疗中心，查血常规＋CRP示WBC 12.3×10⁹/L，EOS% 15%，L% 41%，CRP＜0.5 mg/L；ESR 37 mm/h；ASO 26 U/mL；PCT 3.960 ng/mL；EB病毒抗体六项示EBV壳抗原CA-IgG阳性，EBV核抗原NA-IgG阳性，EB病毒IgG抗体高亲合力阳性；EB病毒DNA定量阴性；肺炎支原体IgM抗体阳性。予头孢哌酮、阿奇霉素抗感染后，近1日无发热。为进一步诊治，拟"发热待查"收入儿科急诊综合病房。自起病以来，患儿精神、睡眠、胃纳一般，大小便如常，体重无明显增减。

◆ **既往史**

出生后因"羊水浑浊、新生儿窒息"于当地医院新生儿科住院治疗15天后好转出院；否认生食史。

◆ **入院查体**

T 36.4 ℃，P 120次/min，R 26次/min，BP 92/55 mmHg，体重 8.5 kg。神志清楚，精神、反应一般，全身皮肤未见皮疹、出血点，浅表淋巴结未触及肿大。颈软，无抵抗。咽稍充血，呼吸节律规则，三凹征阴性，双肺呼吸音对称、粗，可闻及痰鸣音。心音有力，心律齐，未闻及明显杂音。腹软，腹壁静脉未见曲张，腹部未扪及包块，按压无异常哭闹，肝脾肋下未触及，肠鸣音正常。四肢肌力、肌张力可，肢端暖，足背动脉搏动可，CRT＜2 s。生理反射存在，病理征未引出。

◆ **实验室检查**

血常规＋CRP：WBC 12.3×10⁹/L，AEC 1.85×10⁹/L，EOS% 15%，L% 41%，CRP＜0.5 mg/L。

ESR：37 mm/h。

ASO：26 U/mL。

PCT： 3.96 ng/mL。

脑脊液常规： 白细胞总数 480×10^6/L，EOS% 10%，蛋白定性 弱阳性，N% 22%，L% 68%。

脑脊液生化： 葡萄糖 1.49 mmol/L，超敏-CRP 0.3 mg/L，微量蛋白 0.83 g/L。

生化、凝血四项、输血前四项、尿液分析、免疫六项、自身抗体十八项、自身免疫三项、大便常规＋潜血： 未见明显异常。

◆ 功能及影像学检查

胸部X线： 支气管炎。

头颅MRI： 左侧小脑半球、双侧枕叶、额叶及左颞叶多发异常信号灶，性质待定，寄生虫（广州管圆线虫？）感染未排除（图2-5-4A、B和C）（2019-5-7）。

胸部CT： 双肺感染，可见散在小结节影（图2-5-5A）（2019-5-21）。

心电图、脑电图、腹部彩超： 未见明显异常。

◆ 病理及病原学检查

脑脊液病原微生物高通量测序： 广州管圆线虫，特异序列数1041。

血清广州管圆线虫IgG抗体： 弱阳性。

寄生虫全套： 包虫IgG抗体 弱阳性。

呼吸道病原体抗体九项： 肺炎支原体IgM抗体 阳性，余未见异常。

咽拭子呼吸道病原体核酸： 人偏肺病毒 阳性。

EB病毒抗体六项： EBV壳抗原CA-IgG 阳性，EBV核抗原NA-IgG 阳性，EB病毒IgG抗体高亲合力 阳性，余未见异常。

脑脊液涂片＋培养、EB病毒DNA定量、大便虫卵镜检、PPD试验、T-SPOT、肥达试验、外斐反应、真菌1,3-β-D葡聚糖、真菌二项、痰培养： 未见明显异常。

◆ 入院后诊疗经过

入院后多次追问病史，否认生食海鲜、鼠、蛇等，家中卫生条件尚可，无喂养宠物，否认虫、鼠、宠物及禽类接触史，否认疫水接触史，否认近期外出游玩。外送大便标本至中山大学中山医学院寄生虫教研室检测是否有虫卵，结果显示未见寄生虫，呼吸道病原体抗体九项示肺炎支原体IgM抗体阳性，予阿奇霉素抗感染，多次查血常规＋CRP示白细胞、CRP无明显升高，嗜酸性粒细胞比例升高，仍不能排除寄生虫感染，经验性予阿苯达唑口服，余予蛇胆陈皮口服液、氨溴索及雾化等对症支持治疗。

2019年5月5日患儿热退，第2次外送大便标本至中山大学中山医学院寄生虫教研室检测是否有虫卵，结果仍是未见寄生虫，复查血常规＋CRP示嗜酸性粒细胞比例较前下降，中性粒细胞绝对值降低，继续予阿奇霉素抗感染，经验性予阿苯达唑口服。2019年5月7日患儿头颅MRI检查提示可见多发异常信号灶，性质待定，寄生虫（广州管圆线虫？）感染未排除。2019年5月12日外送患儿脑脊液至华大基因行脑脊液病原微生物高通量测序检查，结果提示广州管圆线虫，特异序列数1041，获得了病原学直接证据，患儿广州管圆线虫病诊断明确。2019年5月13日排除患儿非结核分枝杆菌感染后加用激素甲泼尼龙（12 mg qd）口服治疗，5月20日复查头颅MRI，结果提示脑内多发异常信号灶范围较前缩小，考虑颅内病变好转（图2-5-4D和E）。2019年5月21日患儿胸部CT提示双肺下叶感染，继续予上述药物抗感染治疗。2019年5月23日患儿病情好转，予带药出院，门诊随诊。2019年8月8日门诊复查胸部CT，结果提示双肺下叶感染较前吸收（图2-5-5B）。2019年10月30日再次复查头颅MRI，结果提示左顶叶异常强化结节已吸收。

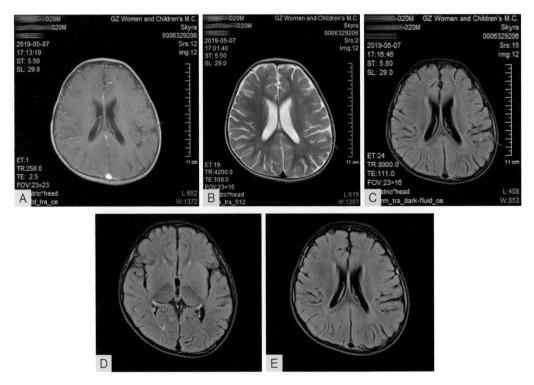

A. 治疗前，T2WI示左顶叶异常高信号（箭头）；B和C. 治疗前，T1WI及FLAIR增强扫描示左顶叶异常强化结节（箭头）；D和E. 治疗后复查，FLAIR增强扫描示双侧枕叶及左顶叶病灶较前缩小。

图2-5-4 治疗前后本患儿头颅MRI表现

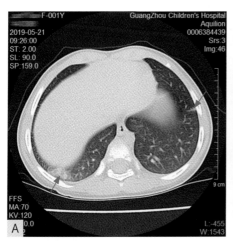 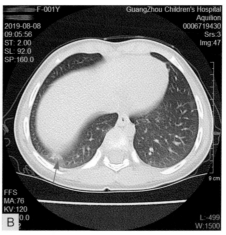

A. 治疗前，胸部CT示双肺下叶感染（箭头）；B. 治疗后复查，双肺下叶感染较前吸收（箭头）。

图2-5-5 治疗前后本患儿胸部CT表现

———————————{ 临床关键问题及处理 }———————————

关键问题1 广州管圆线虫感染后在抗寄生虫治疗的同时是否需要予糖皮质激素治疗？

广州管圆线虫引起的嗜酸性粒细胞增多性脑膜脑炎，在使用驱虫药物治疗后，垂死的虫体可能引发脑部炎症反应，导致患者的神经系统症状出现临床恶化。《小儿传染病学（第五版）》和 *2021 Nelson's Pediatric Antimicrobial Therapy* 建议可在病原体治疗同时给予糖皮质激素治疗，轻者口服泼尼松［1～2 mg/（kg·d），每天最大量不超过60 mg/d，疗程2周］，重者静脉给予地塞米松。但也有研究发现泼尼松联合阿苯达唑治疗对于成年人患者头痛的缓解效果并不优于单用泼尼松。糖皮质激素治疗一方面可以防止在驱虫过程中发生严重的脑部炎症反应，另一方面也可对嗜酸性粒细胞增多引起的发热和脏器损害起到治疗作用。

本例患儿为幼儿期女童，急性起病，主要表现为发热1月余，无其他阳性伴随症状和体征。辅助检查示外周血以及脑脊液中嗜酸性粒细胞数明显增多，血清广州管圆线虫IgG抗体阳性，脑脊液病原微生物高通量测序检测到广州管圆线虫核酸序列，影像学检查可见肺及脑部病变，确诊为广州管圆线虫相关的嗜酸性粒细胞增多性脑膜脑炎。入院后予阿苯达唑驱虫联合甲泼尼龙治疗后发热好转，嗜酸性粒细胞数降至正常，头颅MRI示脑内多发异常信号灶范围较前缩小。出院后定期门诊随诊，调整药物剂量，总疗程约5个月，之后复查的各项指标均正常。

关键问题2 广州管圆线虫病除了肺部和神经系统受累外，还需注意哪些器官受累？

广州管圆线虫病还需注意眼部受累。眼部受累可出现眼痛、视力模糊、畏光及复视，甚至出血、视网膜脱离及失明。临床需注意进行眼部检查，如有眼部受累者需先至眼科接受治疗，再行病原体治疗。

————————{ 背景知识介绍 }————————

1. 广州管圆线虫病

广州管圆线虫病（angiostrongyliasis cantonensis）是一种幼虫移行症，可引起全身多器官损害，尤其是神经系统和呼吸系统。广州管圆线虫的成虫寄生在鼠的肺动脉内，虫卵随血液进入肺部毛细血管，孵化成第1期幼虫后进入肺泡，随呼吸移行至咽部，后幼虫被吞入消化道并与大便一起排出。第1期幼虫被中间宿主或转续宿主食用，如福寿螺、蛞蝓、蜗牛和青蛙等，可发育至第3期幼虫，即感染性幼虫。若人生食或半生食被污染的水或食物，幼虫将进入人体胃肠道并通过血管和淋巴管到达全身多个系统，对多种器官造成损伤。由于幼虫在人体内不能繁殖也不能发育为成虫，所以人类感染这些寄生虫的病程是有自限性的。幼虫在神经系统内移行会引起嗜酸性粒细胞增多性脑膜脑炎，也可伴随外周血嗜酸性粒细胞增多。

儿童被感染的方式与成年人不同，本文2例患儿年龄较小，均无生食或半生食史，可能是直接接触感染源或其分泌物所致。

广州管圆线虫是引起嗜酸性粒细胞增多性脑膜脑炎的最常见寄生虫，其幼虫具有亲神经性。一般感染2～35天后出现神经系统症状，通常表现为一过性脑膜炎，有时也可表现为累及脑部、脊髓和神经根的严重疾病。成年人最常见的主诉症状是剧烈头痛，头痛见于90%以上患者，头痛部位通常位于额部、枕部或双侧颞部。儿童患者临床表现不典型，本文2例儿童均表现为长期发热，其余无特异临床症状。

广州管圆线虫引起的嗜酸性粒细胞增多性脑膜脑炎是基于临床表现、脑脊液嗜酸性粒细胞增多，以及已知接触广州管圆线虫幼虫的流行病学史来诊断的。脑脊液中嗜酸性粒细胞超过10个/mm³和/或嗜酸性粒细胞数占脑脊液白细胞总数的10%以上。脑脊液白细胞总数范围为20～5000个/mm³，通常为150～2000个/mm³。脑脊液蛋白浓度通常会升高，但葡萄糖浓度正常或仅有轻微降低。往往还伴有外周血嗜酸性粒细胞增多，大部分超过3%。但血液与脑脊液中的嗜酸性粒细胞增多和临床病程并无关联。

脑部广州管圆线虫病的治疗以支持治疗为主。如果没有再次感染，移行的幼虫会逐渐死亡，伴随的炎症也会消退，因此脑部广州管圆线虫病患者的病程是有自限性的，能够完全康复。镇痛药、皮质类固醇及定期排放脑脊液能缓解颅内压升高引起的症状。部分学者建议不要使用驱虫药治疗广州管圆线虫引起的嗜酸性粒细胞增多性脑膜脑炎，使用驱虫药后垂死的虫体可能引发脑部炎症反应。曾有报道称，有患者使用驱虫药治疗后，其神经系统症状出现临床恶化的情况。

2. 寄生虫相关检测手段

目前，寄生虫感染检测在灵敏度、速度、准确性等方面还存在一定的局限性，还需要检测技术的不断改进与创新。

经典的寄生虫检测方法包括病原学检测和免疫学检测，经典检测方法的灵敏度和检出率均不稳定。新的分子检测技术如核酸杂交、PCR、实时荧光定量PCR等技术已经成为寄生虫感染检测的重要、常规手段，这些方法在特异性和灵敏度方面均优于培养法和镜检法，不需要考虑寄生虫的生长周期及形态学鉴别。

随着学科交叉应用的深入，基于多学科交叉的新型检测方法研发逐渐增多，如GeneXpert作为一款全自动、高通量的分子诊断仪，整合了微流控技术、超声、PCR、计算机程序处理等多项技术，能在30～60 min完成整个PCR检测流程，并可同时检测几十个试剂盒，可检测的病原体种类丰富，涵盖了常见耐药基因突变的病原体，显示出巨大的应用潜力。局限性是对于未知序列及未知耐药基因的检测存在盲区。

mNGS技术是一种能够同时分析样品中来自患者和微生物的核酸的技术，能够同时检出细菌、真菌、病毒、寄生虫等病原体，目前可实现上百种寄生虫的检测，能有效提高阳性检出率及分类分辨率，检测周期短，并具备探知新物种的优势。局限性是该技术对检出的病原体是否与感染相关缺乏判断力，无法分辨检测过程中发生的污染，尤其对大便等复杂样品的分析难度比无菌样品大，须密切结合患者临床症状及其他检测手段综合分析。本文第1例患儿在病程1个月后检测出包括广州管圆线虫在内的多种寄生虫IgG抗体阳性，提示血清广州管圆线虫抗体用于诊断儿童广州管圆线虫所致的脑膜脑炎具有一定局限性，多种人体标本行mNGS技术检测的阳性率和精确性均明显优于传统病原体检测方法。美国一项多中心研究发现，mNGS用于明确中枢神经系统病原体感染的阳性率和特异性均显著优于培养、抗原抗体检测等传统方法，而且根据mNGS结果予以精准的抗感染治疗，不仅可以缩短病程且疗效更佳。

此外，还有纳米孔测序、结构光显微成像、规律间隔成簇短回文重复序列（CRISPR）、深度学习、数字免疫分析等新兴技术尚处于起步阶段，有待进一步向临床应用转化。

点评

本文2例病例的共同点是均处于广州管圆线虫流行地区，有广州管圆线虫病原学阳性证据，外周血及脑脊液中嗜酸性粒细胞数明显升高，可确定为广州管圆线虫导致的嗜酸性粒细胞增多性脑膜脑炎。病例一患儿采用伏立康唑＋阿苯达唑治疗后发热间隔时间延长，体温稳定3天后自行转院。病例二患儿采用阿苯达唑＋小剂量糖皮质激素治疗后病情好转，定期门诊随诊，调整药物剂量，总疗程约5个月，复查的各项指标均正常。

（沈君　郑伟　赖茜　田金生）

参考文献

［1］荆雯雯，程训佳. 多学科交叉新型检测技术在寄生虫感染诊断中的应用和展望［J］. 中国寄生虫学与寄生虫病杂志，2022，40（1）：20-27，35.

［2］罗智强，廖建湘. 儿童广州管圆线虫脑膜炎3例临床特点及脑脊液宏基因二代测序诊断价值分析［J］. 中国实用儿科杂志，2022，37（1）：59-62.

［3］王乾宇. 广州管圆线虫现代检验技术研究进展［J］. 黔南民族医专学报，2021，34（3）：227-230.

［4］艾斌，刘鸿圣，薛婷，等. 儿童广州管圆线虫病的临床及影像表现（附3例报告及文献复习）［J］. 中国中西医结合影像学杂志，2022，20（3）：285-287.

［5］方峰，俞蕙. 小儿传染病学［M］. 5版. 北京：人民卫生出版社，2020.

［6］江载芳，申昆玲，沈颖. 诸福棠实用儿科学［M］. 8版. 北京：人民卫生出版社，2014.

［7］BARRATT J, CHAN D, SANDARADURA I, et al. Angiostrongylus cantonensis: a review of its distribution, molecular biology and clinical significance as a human pathogen［J］. Parasitology, 2016, 143（9）: 1087-1118.

［8］MA M, ZHANG M, QIU Z. Eosinophilic meningitis caused by angiostrongylus cantonensis in an infant: a case report［J］. Medicine（Baltimore）, 2018, 97（24）: e10975.

［9］BRADLEY J S, NELSON J D, BARNETT E, et al. 2021 Nelson's Pediatric Antimicrobial Therapy［M］. 27th ed. USA: American Academy of Pediatrics, 2021.

第六节　感染性心内膜炎

—— 题记 ——

感染性心内膜炎是一种致死性疾病，虽然其治疗获得重要进展，但仍容易导致各种并发症且死亡率仍然居高不下。本节介绍1例先天性心脏病术后的感染性心内膜炎病例，强调先天性心脏病术后发热须高度怀疑感染性心内膜炎，必要时动态复查心脏彩超以监测心脏瓣膜结构情况。

{ 病史摘要 }

患儿，女性，1岁，于2017年11月24日入院。

◆ 主诉

反复发热伴皮疹半月余，咳嗽1周，腹泻4天。

◆ 现病史

患儿半月余前无明显诱因出现发热，热峰39 ℃，口服退热药后体温可下降，但易反复，热型不规律，无寒战、抽搐，无鼻塞、流涕，无腹胀、腹泻等不适。发热第4天患儿躯干部出现红色皮疹，无瘙痒，后逐渐蔓延至四肢及颜面部，并出现脱屑，唇红肿、皲裂，四肢肢端肿胀，遂间断在外院治疗（具体不详），但发热及皮疹未见好转。1周前患儿出现咳嗽，呈阵发性连声咳，有痰不易咳出，体温仍有反复，并出现浮肿。2019年11月19日至广州市妇女儿童医疗中心急诊就诊并留观，完善相关检查，予抗感染、输注丙种球蛋白、静脉滴注甲泼尼龙等对症处理，患儿仍有反复发热。4天前患儿出现解水样便，每日8~9次，伴有鲜血，量不多，精神较前疲倦。为进一步诊治，拟"脓毒血症"收入儿科急诊综合病房。自起病以来，患儿精神、反应可，现鼻饲奶中，睡眠一般，小便量可，大便呈水样，伴鲜血。

◆ 既往史

2017年10月24日曾在外院行室间隔缺损修补术，现口服地高辛、呋塞米、卡托普利治疗。

◆ 入院查体

T 37.5 ℃，P 134次/min，R 36次/min，BP 85/49 mmHg，体重 7 kg。神志清楚，精神稍倦，全身可见陈旧性皮疹，伴有脱屑及色素沉着，腹股沟及耳后可触及黄豆大小淋巴结，质软。双侧瞳孔等大等圆，对光反射灵敏。咽充血，未见脓点及分泌物。颈软，无抵抗。双肺呼吸音粗，可闻及散在啰音。心音有力，律齐，胸骨左缘第2、3肋间可闻及3/6级收缩期吹风样杂音。腹软，肝肋下1 cm可触及，质软，脾肋下未触及，左侧腹股沟下方稍肿胀，皮温较高，肛周皮肤稍红，无破溃及化脓。四肢肌力、肌张力正常。

◆ 实验室检查

• 急诊留观检查

血常规＋CRP：患儿急诊留观血常规及CRP结果见表2-6-1。

表2-6-1 本患儿急诊留观血常规及CRP结果对比

日期	CRP/ (mg· L^{-1})	血常规项目							
		WBC/L^{-1}	N/%	L/%	EOS/%	异型 淋巴 细胞/%	中性杆 状核粒 细胞/%	Hb/ (g· L^{-1})	PLT/L^{-1}
2017-11-19	—	34.2×10^9	35	42	4	3	—	109	258×10^9
2017-11-20	—	23.2×10^9	40	43	3	10	—	93	184×10^9
2017-11-23	< 0.5	32×10^9	30	39	1	12	10	85	239×10^9

大便常规：隐血试验 弱阳性。

速诊生化：ALT 525 U/L，AST 311 U/L，ALP 519 U/L，GGT 416 U/L，总胆红素（TB）54.5 g/L，Alb 33.1 g/L。

凝血四项：凝血酶原时间（PT）16.1 s，活动度67%，Fib 1.63 g/L，余未见异常。

免疫六项：补体C3 0.66 g/L，补体C4 0.1 g/L，IgE 10 800 U/mL，余未见异常。

PCT：2.54 ng/mL。

自身抗体十二项：抗核抗体（荧光法）阳性，余阴性。

ESR、输血前四项、尿液分析、ASO：未见明显异常。

◆ 功能及影像学检查

● 急诊留观检查

胸部X线：结合临床，符合支气管肺炎；右膈面膨升（图2-6-1）。

胸透：先天性心脏病术后，右膈活动度减弱，未除外右膈麻痹，双肺渗出性病灶，请结合临床考虑。

心脏彩超：外院行室间隔缺损修补术后25天，未见室水平分流（图2-6-2）（2017-11-19）。

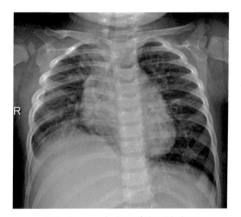

图2-6-1　本患儿胸部X线表现
支气管肺炎；右膈面膨升。

广州市妇女儿童医疗中心
Guangzhou Women and Children's Medical Center
彩色多普勒超声心动图报告

| 姓名： | | 性别： | 女 | 年龄： | 1岁 | 检查号： | |
| 科室： | 急诊科(门特) | 床号： | | 住院号： | | 门诊号： | |

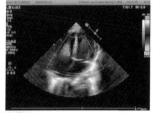 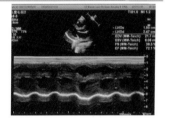

超声所见：

名称	测值	名称	测值
AOD	12mm	LAD	17mm
RVOT	13mm	LVDD	25mm
LVDS	15mm	MPAD	13mm
FS	40%	EF(Teich)	72%
PV Vmax	1.4m/s	AV Vmax	0.6m/s
MV Vmax	0.7m/s	TV Vmax	1.0m/s

各房室比例大致正常，IVS运动低平。室间隔上部见增强之补片回声，CDFI未见彩流穿隔。三尖瓣、肺动脉瓣关闭时可见彩流返流，范围局限；余瓣膜回声及活动未见明显异常。房间隔、主动脉弓完整。肺静脉汇入左房。各切面未见心包积液回声。左右冠状动脉未见明显异常。

（检查期间患儿咳嗽频繁，肺气较多，声窗较差，部分切面显示欠清晰）

超声提示：
外院行室间隔缺损修补术后25天
未见室水平分流

报告医师：

图2-6-2　本患儿心脏彩超报告（2017-11-19）

颈部淋巴结＋腹部B超：双侧颈部淋巴结肿大；胆囊餐后，胆囊壁增厚；肝、脾、胰未见明显异常；双侧肾上腺区未见异常占位；腹腔、盆腔积液；肠管壁局限性增厚。

◆ 病理及病原学检查

• 急诊留观检查

EB病毒抗体六项：EBV壳抗原CA–IgG 阳性，EBV核抗原NA–IgG 阳性，EB病毒IgG抗体高亲合力 阳性，余未见异常。

骨髓细胞学：骨髓增生明显活跃，粒细胞系、红细胞系、巨核细胞系增生，巨核细胞可见成熟障碍现象，嗜酸性粒细胞比例升高，浆细胞比例稍升高，血小板少量散在分布。

麻疹病毒IgM抗体、呼吸道病原体抗体九项、外周血EB病毒DNA定量、大便培养、大便轮状病毒和腺病毒检测：未见明显异常。

◆ 入院后诊疗经过

入院后患儿仍有反复发热，伴咳嗽、便血，查体示胸骨左缘第2、3肋间可闻及3/6级收缩期吹风样杂音，实验室检查提示白细胞明显升高，异型淋巴细胞比例升高，ALT、IgE明显升高，结合患儿起病前曾在外院行室间隔缺损修补术，不排除急性感染性心内膜炎的可能，故予万古霉素抗感染。经治疗，患儿仍有反复发热、便血，查体见气促、呼吸肌做功增加，双肺可闻及湿啰音，肝大较前明显，肝肋下3 cm可触及，脾肋下1 cm可触及，考虑患儿全身中毒症状明显，故于2017年11月27日起加用亚胺培南联合抗感染，并加强输注红细胞、血浆等对症支持治疗。入院第6天（2017-11-29），再次复查心脏彩超，结果提示瓣膜异常回声，考虑感染性心内膜炎并赘生物形成，主动脉瓣狭窄（图2-6-3）。至此，患儿感染性心内膜炎并赘生物形成的诊断明确，请心内科会诊，考虑患儿病情危重，感染性心内膜炎并赘生物形成可能导致栓塞、猝死，予转心内科监护病房继续抗感染治疗，6周后患儿病情好转，予带药出院。出院前（2017-12-12）复查心脏彩超，结果提示外院行室间隔缺损修补术后2月余，未见室水平分流，主动脉右冠瓣根部下方可见一条带状异常回声附着，舒张期大小约6 mm×3 mm，收缩期异常回声随血流甩向主动脉瓣口（图2-6-4）。出院后定期心内科门诊随诊3年，现患儿生长发育可，平素无气促、发绀，日常活动耐力可，无反复呼吸道感染，2020年11月5日复查的心脏彩超仍提示主动脉右冠瓣下方异常回声（与前相较大小无明显变化）。

广州市妇女儿童医疗中心(儿童院区)
Guangzhou Women and Children's Medical Center
彩色多普勒超声心动图报告

姓名：	性别： 女	年龄： 1岁	检查号：
科室： 儿科急诊综合病房(儿)		住院号：	床号：

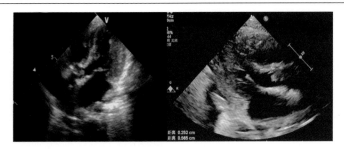

超声所见：

名称	测值	名称	测值
AOD	12mm	LAD	17mm
RVOT	13mm	LVDD	25mm
LVDS	15mm	MPAD	13mm
FS	40%	EF (Teich)	72%
PV Vmax	1.4m/s	AV Vmax	0.6m/s
MV Vmax	0.7m/s	TV Vmax	1.0m/s

各房室不大，IVS与LVPW逆向运动。室间隔上部见增强之补片回声，CDFI未见彩流穿隔。主动脉瓣回声增粗，心室面见散在小团块样回声附着，较大一约8.3mm×4.0mm；瓣口前向血流加速，Vmax=2.3m/s，△P=23mmHg，关闭时未见明显彩流返流。二尖瓣增厚，回声不均，瓣尖心室面见毛刺样回声，瓣膜开放尚可，关闭时见少许蓝色彩流返流。三尖瓣、肺动脉瓣关闭时可见彩流返流，范围局限；余瓣膜回声及活动未见明显异常。房间隔、主动脉弓完整。肺静脉汇入左房。各切面未见心包积液回声。左右冠状动脉未见明显异常。

超声提示：

外院行室间隔缺损修补术后2月
未见室水平分流
瓣膜异常回声，结合病史考虑感染性心内膜炎并赘生物形成
主动脉瓣狭窄（轻度）

会诊医师：	报告医师：

图2-6-3　本患儿心脏彩超报告（2017-11-29）

广州市妇女儿童医疗中心
Guangzhou Women and Children's Medical Center
彩色多普勒超声心动图报告

姓名：	性别：女	年龄：1岁	检查号：
科室：心血管病区(珠)床号：		住院号：	门诊号：

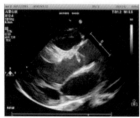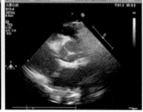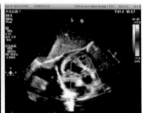

超声所见：

名称	测值	名称	测值
AOD	10mm	LAD	15mm
RVOT	12mm	LVDD	22mm
LVDS	12mm	MPAD	12mm
FS	43%	EF(Teich)	77%
PV Vmax	1.1m/s	AV Vmax	2.0m/s
MV Vmax	1.0m/s	TV Vmax	0.9m/s

各房室不大，IVS与LVPW逆向运动。室间隔上部见增强之补片回声，CDFI未见彩流穿隔。主动脉瓣三叶，瓣叶回声稍增强，开放尚可，前向血流Vmax=1.9m/s，关闭见极少许返流，面积约0.1cm²。主动脉右冠瓣根部下方可见一条带状异常回声附着，舒张期大小约6mm×3mm，收缩期异常回声随血流甩向主动脉瓣口。二尖瓣回声正常，开放尚可，关闭时见少许蓝色彩流返流；余瓣膜回声及活动未见异常。房间隔、主动脉弓完整。肺静脉汇入左房。

超声提示：

外院行室间隔缺损修补术后2月余
未见室水平分流
主动脉右冠瓣下方异常回声，性质待定，请结合临床
主动脉瓣前向血流速度正常范围
主动脉瓣返流（微量）

会诊医师： 报告医师：

图2-6-4　本患儿心脏彩超报告（2017-12-12）

─{ 临床关键问题及处理 }─

关键问题　患儿发热的病因是什么?

患儿以发热、皮疹,伴随咳嗽及排血便为主要临床表现,起病前2周曾在外院行室间隔缺损修补术,入院心脏查体示胸骨左缘第2、3肋间可闻及3/6级收缩期吹风样杂音,实验室检查提示白细胞明显升高,ALT、IgE升高,考虑患儿发热病因与感染性因素有关,诊断考虑为发热感染性疾病并累及多个系统。结合患儿近期有室间隔缺陷修补术史,考虑先天性心脏病患者发生感染性心内膜炎的风险更高,不排除急性感染性心内膜炎的可能,但入院前5天曾查心脏彩超未见明显瓣膜赘生物形成,诊断依据不足,但临床仍高度怀疑,故拟动态复查心脏彩超,并予针对革兰氏阳性球菌感染的敏感抗生素——万古霉素抗感染。入院第6天再次复查心脏彩超,结果提示瓣膜异常回声,从而明确患儿的诊断为感染性心内膜炎并赘生物形成。

─{ 背景知识介绍 }─

感染性心内膜炎(IE)是因心脏瓣膜受到某种病原体的侵袭而引起的心内膜炎症。静脉导管、植入性人工装置和外科手术是最常见的原因,儿童以先天性心脏畸形和心脏手术为主要原因。该病常合并严重并发症,病死率高达20%。IE的病原体以革兰氏阳性菌占绝对优势,包括葡萄球菌及链球菌属。IE在临床上可表现为发热、心脏杂音、外周栓塞等。2009年欧洲心脏病学会的指南中明确指出有下列临床表现者应考虑IE:①新出现的心脏杂音;②原因不明的栓塞事件;③原因不明的脓毒血症;④发热并有人工心脏瓣膜及植入式器械。周围性红斑通常出现在疾病早期,而血管和免疫学现象,如栓塞出血、罗特斑和肾小球肾炎仍常见。脑、肺或脾栓塞发生率为30%且常常是发热患者的表现特征。IE的诊断依赖临床表现和持续菌血症的确定。1994年被提出,后经过多次修订的Duke诊断标准是目前诊断IE的金标准(表2-6-2)。

表2-6-2　修订后的感染性心内膜炎Duke诊断标准

诊断标准	内容
病理学标准	1. 通过栓塞的赘生物或心脏脓肿培养获得微生物学证据或赘生物组织学检查发现微生物
	2. 来自赘生物或心内脓肿的组织标本显示活动性心内膜炎

（续表）

诊断标准	内容
临床标准	**·主要临床指标** 1. 2次血培养阳性伴典型微生物*，2次血培养之间至少间隔12小时（或1次血培养示伯纳特立克次体阳性） 2. 心内膜病变证据（新出现的心脏杂音，心脏超声发现心腔内赘生物、脓肿或瓣膜裂开） **·次要临床指标** 1. IE倾向（先前有心脏结构问题或静脉药瘾者） 2. 发热（体温≥38 ℃） 3. 血管病变征象（栓塞、细菌性动脉瘤、颅内出血、结膜出血、詹韦损害） 4. 免疫异常征象（肾小球肾炎、奥斯勒结节、罗特斑、类风湿因子） 5. 微生物学证据（但未达到上述主要临床指标或与IE相符的活动性感染的血清学证据）
确诊标准	符合病理学标准，或临床标准的2个主要临床指标，或1个主要临床指标加3个次要临床指标，或5个次要临床指标

*典型微生物：①草绿色链球菌、牛链球菌或HACEK组菌属；②社区获得的金黄色葡萄球菌或肠球菌。

血培养阳性是IE的诊断基础，也是细菌鉴定和药物敏感性试验的活菌来源，检测时应每间隔30 min至少抽血3次，每次10 mL，以进行有氧和厌氧培养。对于血培养阴性的IE可通过PCR或病原微生物高通量测序进一步提高病原体检测的阳性率。

IE的治疗包括抗菌药物应用及手术治疗。治疗是否成功取决于抗菌药物对微生物的根除情况，手术有助于根除微生物。血培养阳性病例可根据药敏试验调整抗菌药物治疗，疗程4～6周；如血培养阴性，且治疗无临床反应，需手术进行分子诊断与治疗，且必须扩展抗菌药物治疗谱。抗菌谱应包括血培养阴性病原菌，如布鲁氏菌、立克次体、巴尔通体、军团菌、支原体等，药物包括多西环素、复方磺胺甲噁唑、利福平和氟喹诺酮类抗菌药物等，疗程更长。手术治疗的2个主要目的是完全切除感染组织和心脏形态学重建（包括受累瓣膜的修复和置换）。出现以下情况，推荐行早期或急诊限期手术：①瓣膜功能障碍导致急性心力衰竭；②IE伴瓣周感染致瓣环或主动脉根部脓肿、血管和/或心肌破坏性穿透病变、新出现的房室传导阻滞；③金黄色葡萄球菌、真菌或高度耐药菌所致的IE；④感染无法控制，即应用正规抗生素治疗5～7天或7天以上，仍有持续菌血症或高热；⑤正规抗生素治疗后仍合并器官反复栓塞和/或赘生物持续增大；⑥IE伴有卒中和神经功能障碍的患者，应权衡手术必要性与术中卒中加重的风险后再决定手术时机；⑦人工瓣膜心内膜炎；⑧右心瓣膜IE若伴明显瓣膜功能障碍，或继发于三尖瓣反流且伴利尿效果不佳的右心衰竭，存在较大赘生物（>10 mm），经规范化抗生素治疗后仍持续存在菌血症或发热超过5天，或有脓毒性肺栓塞表现。术后需要继续应用抗生素治疗，使用时间需参考取得的赘生物或感染组织的培养结果。培养阴性者，术后应用抗生素时间为术前与术后相加，或至少应用2周，这才是完整疗程。培养阳性者，术后需重新开始抗生素治疗4～6周，并参考细菌对药物敏感程度来调整抗生素种类。

点评

　　超声心动图是诊断感染性心内膜炎的重要辅助检查，瓣膜赘生物、瓣叶结构破坏、脓肿、人工瓣膜裂开等表现是Duke诊断标准的主要指标之一。经胸超声心动图（TTE）诊断IE的敏感性为40%～63%，经食管超声心动图（TEE）诊断IE的敏感性为90%～100%，但广州市妇女儿童医疗中心暂未开展TEE检查。本例患儿存在室间隔缺损修补术的高危因素，发热伴心脏杂音明显，临床高度怀疑IE，但初次TTE结果阴性。根据《2015年欧洲心脏病学会关于感染性心内膜炎诊断及治疗指南的解读》，"起初检查结果阴性的病例，如果临床仍高度疑似IE，应于5～7天后反复进行TTE或TEE检查"，遂在入院第6天为患儿复查TTE，结果提示阳性，IE得以确诊并开展抗感染治疗，最后获得良好的临床疗效。本病例不足之处在于病初在抗感染治疗前仅送检了1次血培养而非多次，因此未获得明确病原学证据。

（李素云　崔彦芹　沈君　赖茜）

参考文献

［1］周云芳. 感染性心内膜炎诊治进展［J］. 中华实用儿科临床杂志，2016，31（10）：725-728.

［2］梁峰，胡大一，沈珠军，等. 2015年欧洲心脏病学会关于感染性心内膜炎诊断及治疗指南的解读［J］. 中国医院用药评价与分析，2017，17（2）：160-166.

［3］马飞跃，龚方戚. 儿童感染性心内膜炎的管理［J］. 临床儿科杂志，2019，37（7）：557-560.

［4］中华医学会胸心血管外科分会瓣膜病外科学组. 感染性心内膜炎外科治疗中国专家共识［J］. 中华胸心血管外科杂志，2022，38（3）：146-155.

第七节　全身炎症反应综合征

{ 题记 }

　　感染是儿科发热待查的最常见病因，随着对疾病致病机制的深入研究，越来越多感染相关的免疫炎症机制被广泛认识。本节介绍1例感染继发的全身炎症反应综合征病例，强调在疾病诊疗过程中，应动态评估机体状态，避免抗生素滥用及过度治疗。

———{ 病史摘要 }———

　　患儿，男性，6个月，于2021年7月7日入院。

◆ 主诉

反复发热5周余，手足肿胀2天。

◆ 现病史

　　患儿5周余前无明显诱因出现发热，热峰39.6 ℃，无畏寒、寒战，发热2天后出现红色皮疹，多发于颜面、手足，无疱疹，不伴瘙痒，当天出齐，无鼻塞、流涕，无咳嗽，无呕吐、腹泻，无抽搐，无运动障碍等不适，至惠州市某医院住院治疗（2021-5-29至2021-7-7）。住院初期有眼红、唇红，完善血常规＋CRP示WBC $15.2×10^9$/L，Hb 116 g/L，PLT $306×10^9$/L，CRP 154.67 mg/L；PCT 1.91 ng/mL；ESR 22 mm/h；骨髓细胞学示感染性骨髓象；血培养示沃氏葡萄糖球菌；肺炎支原体IgM抗体阳性，甲型流感病毒IgM抗体弱阳性；胸部X线示双肺散在炎症；肾脏、输尿管B超示左输尿管肾盂移行处结石，左肾轻度积液，左肾结石；心脏彩超未见异常。先后予头孢曲松、哌拉西林、罗红霉素、头孢哌酮、奥司他韦抗感染，免疫球蛋白支持，阿司匹林及甲泼尼龙抗炎，输注同型红细胞混悬液改善贫血等治疗。患儿住院期间有热退，但5～7天后又再次发热。2天前患儿再次出现发热，热峰大致同前，伴双手肿胀，偶有咳嗽伴痰鸣音，无气促、喘息等不适，考虑治疗效果欠佳，家属要求转至广州市妇女儿童医疗中心，遂拟"发热待查；肾积水伴肾结石（左侧）"收入儿科急诊综合病房。自起病以来，患儿精神、胃纳可，大小便正常，体重未见明显减轻。

◆ **既往史**

既往体健，无特殊。

◆ **入院查体**

T 38.1 ℃，P 145次/min，R 36次/min，BP 90/55 mmHg，体重 7.3 kg。神志清楚，精神、反应可，皮肤黏膜未见苍白。前囟平软，呼吸平顺，口唇红润，咽部充血。颈软，三凹征阴性，双肺呼吸音粗、对称，可闻及痰鸣音。心率145次/min，律齐，未闻及心脏杂音。腹平软，按压无哭闹，肠鸣音正常。会阴可见红色皮疹，臀红。四肢肌力 V 级，肌张力正常。生理反射存在，病理征未引出。手足肿胀，四肢肢端暖，CRT 2 s。

◆ **实验室检查**

血常规＋CRP：患儿入院后血常规及CRP结果见表2-7-1。

表2-7-1　本患儿入院后血常规及CRP结果对比

日期	CRP/ (mg·L⁻¹)	血常规项目			
		WBC/L⁻¹	N/%	Hb/ (g·L⁻¹)	PLT/L⁻¹
2021-7-8	—	14.5×10^9	69	96	678×10^9
2021-7-9	78.54	9.5×10^9	61	82	744×10^9
2021-7-13	25.66	11.1×10^9	48	91	998×10^9

速诊生化：超敏-CRP 202.72 mg/L，ESR 50 mm/h，Alb 35.1 g/L。

凝血四项：Fib 6.19 g/L，活化部分凝血活酶时间（APTT）56.3 s，余未见异常。

免疫六项：补体C3 1.49 g/L，IgG 8.21 g/L，余未见异常。

血浆氨基酸、血酰基肉碱分析：多种氨基酸含量偏低，注意营养不良或肾损伤。

脑脊液常规：超敏-CRP 0.33 mg/L，白细胞总数 26×10^6/L。

自身抗体十八项、自身免疫三项、淋巴细胞亚群检测、中性粒细胞功能检测、脑脊液生化、尿液GC/MS：未见明显异常。

◆ **功能及影像学检查**

胸腹部X线：双肺纹理增强；腹部正位片未见明显异常。

腹部B超：左肾盂分离，右肾未见明显异常。

上腹部＋下腹部MRI：上腹部MRI平扫＋增强扫描未见明显异常；左侧闭孔内肌异常

信号，考虑炎性改变；双侧骶髂关节、膝关节、髋关节滑膜可见强化（图2-7-1）。

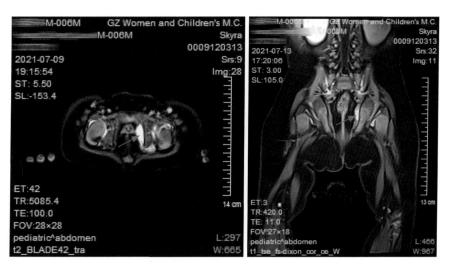

图2-7-1　本患儿腹部MRI表现

T2WI压脂序列见左侧闭孔内肌异常信号（箭头）。

心电图、心脏彩超、头颅B超：未见明显异常。

◆ 病理及病原学检查

呼吸道合胞病毒核酸：阳性。

真菌二项、真菌1,3-β-D-葡聚糖、IGRA、呼吸道病原体抗体九项、肥达试验、外斐反应、骨髓细胞学、脑脊液涂片＋培养＋病原学、血培养、痰培养、尿液培养、大便培养：未见明显异常。

◆ 入院后诊疗经过

入院后主任医师联合主治医师查房，分析患儿发热病因如下。①感染性因素：患儿反复发热，病程中有皮疹、咳嗽、手足肿胀等表现，外院住院期间曾有肺炎支原体、流感病毒感染证据，B超提示多发肾结石、肾盂扩张，但外院曾间断应用抗生素治疗大于1个月，疗效欠佳，因此该长期发热由感染引起的可能性不大，但感染因素是否参与整个病程仍不能排除，要继续观察患儿体温变化情况，如果存在感染，要注意毒力弱但非常见特殊病原体感染，需完善血培养、咽拭子呼吸道病原体核酸及腰椎穿刺脑脊液检查等以作进一步鉴别，并完善腹部MRI以了解腹腔脏器功能情况。②非感染性因素：患儿发热病程长，常规抗感染治疗效果欠佳，热退后一般情况可，感染中毒症状不重，考虑非感染性疾病可能性大，包括感染后全身炎症反应综合征、自身炎症性疾病、结缔组织病、血液肿瘤性疾病等，患儿病程中有皮疹、手足肿胀的表现，外院曾诊断为川崎病，予2个疗程免疫球蛋白及激素治疗，其间症状有好转，但体温仍反复，川崎病不能完全解释患儿病情，需完善心脏彩超、自身免疫、自身抗体、血管炎、血浆氨基酸及血酰基肉碱分析、尿液GC/MS等检查，必要时复查骨髓细胞学以进一步鉴别。暂予退热、补液、补充白蛋白、抗凝等治疗。入院后患儿仍有发热，但精神、反应及一般情况可，继续予补液、抗血小板聚集、对症及营养支持治疗。经治疗，患儿热峰呈逐日下降趋势，2021年7月12日发热1次，体温最高37.7 ℃，后未再发热，7月13日复查的血常规示白细胞及CRP呈好转趋势，全身未见其他阳性体征，考虑患儿为感染诱发的全身炎症反应综合征。2021年7月15日患儿病情好转出院，之后免疫专科门诊随诊，继续口服双嘧达莫（12.5 mg bid）治疗。2021年8月3日复查的血常规＋CRP示WBC 10.8×10^9/L，N% 20%，Hb 102 g/L，PLT 544×10^9/L，CRP 1.15 mg/L，非特异性炎症指标白细胞、CRP等均恢复正常，提示炎症反应消失。

───────────────────{ **临床关键问题及处理** }───────────────────

关键问题　患儿反复持续发热的原因是什么？

患儿为婴儿期男童，急性起病，迁延性病程，主要表现为反复发热，病程中先后有皮疹、眼红、唇红、双手肿胀的表现，但非1周内同时出现，血常规以白细胞及CRP升高为主，升高的白细胞中主要是中性粒细胞，外院骨髓细胞学示感染性骨髓象，肾脏B超示肾结石并积水，血培养示沃氏葡萄球菌，肺炎支原体IgM抗体阳性，甲型流感病毒IgM抗体弱阳性。外院考虑患儿为感染性疾病，曾间断应用抗生素治疗大于1个月，疗效欠佳，亦曾诊断患儿为川崎病，并予2个疗程足量免疫球蛋白及激素治疗，疗效仍欠佳。综合分析患儿在广州市妇女儿童医疗中心的检查结果，患儿心脏彩超未见冠脉病变，川崎病不能完全解释其病情；虽患儿外院检查结果有病原学阳性发现，但应用抗生素治疗疗效欠佳，且热退后一般情况可，感染中毒症状不重，考虑单纯因感染引起的持续发热证据不足，但仍不能排除感染参与了本次疾病过程。患儿免疫六项、自身抗体十八项、自身免疫三项、淋巴细胞亚群检测及中性粒细胞功能检测均无明显异常，血浆氨基酸及血酰基肉碱分析、尿液GC/MS检查、骨髓细胞学均未见明显异常，非感染性疾病如自身炎症性疾病、结缔组织病、血液肿瘤性疾病等的诊断证据暂时不足。入院后予对症支持治疗，入院第7天（2021-7-13）患儿体温下降至正常值，双手肿胀消退，血常规白细胞及CRP呈好转趋势，全身未见其他阳性体征出现，最终考虑感染诱发的全身炎症反应综合征才是患儿本次反复持续发热的主要原因。

———————{ 背景知识介绍 }———————

1. 全身炎症反应综合征

全身炎症反应综合征（SIRS）是指机体在各因素刺激下出现的失控性全身炎性反应的总称，疾病进展可引起多器官功能障碍，甚至导致患者死亡，是一种广泛的炎症反应，有时与感染相关。满足下列标准2项及以上则定义为SIRS（其中1项必须是体温或白细胞计数异常）：

（1）核心温度 > 38.5 ℃或 < 36 ℃（经直肠、膀胱、口腔或中央探针测量）。

（2）心动过速，其定义为平均心率大于相应年龄正常值2个标准差以上；对于年龄 < 1岁的患儿，采用心动过缓，其定义为平均心率小于相应年龄正常值的第10百分位数以下。

（3）平均呼吸频率大于相应年龄正常值2个标准差以上，或因急性呼吸系统疾病行机械通气。

（4）白细胞计数较相应年龄正常值升高或降低，或者未成熟中性粒细胞比例 > 10%。

根据年龄特异性，确定了儿科6个年龄组的全身炎症反应综合征生命体征和实验室指标临界值（表2-7-2）。

表2-7-2　儿科不同年龄的全身炎症反应综合征生命体征和实验室指标临界值

年龄分组	心率/（次·min⁻¹）		呼吸频率/（次·min⁻¹）	WBC/L⁻¹	收缩压/mmHg*
	心动过速	心动过缓			
0~1周	>180	<100	>50	>34×10⁹	<59
>1周~1个月	>180	<100	>40	>19.5×10⁹或<5×10⁹	<79
>1个月~1岁	>180	<90	>34	>17.5×10⁹或<5×10⁹	<75
>1岁~5岁	>140	—	>22	>15.5×10⁹或<6×10⁹	<74
>5岁~12岁	>130	—	>18	>13.5×10⁹或<4.5×10⁹	<83
>12岁~18岁	>110	—	>14	>11×10⁹或<4.5×10⁹	<90

*mmHg为非法定计量单位，1 mmHg≈0.133 kPa。

SIRS的发病机制目前尚不明确，但多项研究发现组织损伤、细菌内毒素及外毒素感染并非SIRS发生的绝对诱因，疾病的发生与机体的炎症反应如免疫细胞的激活、中性粒细胞和内皮细胞的黏附反应、氧自由基的释放等密切相关。CRP由肝脏合成、分泌，为急性期非特异性时相反应蛋白，急性排斥反应、病毒感染、细菌感染、心血管疾病及手术时，肝细胞合成大量CRP。CRP是一种全身炎症反应的非特异性标志，可作为反映机体感染和非感染性炎症的敏感指标，如今已作为炎症标志物广泛应用于临床感染和非感染炎症的判断和监测，对于感染合并全身炎症反应综合征的判断具有重要意义。

2. 脓毒血症

当疑似或确诊感染时发生SIRS则为脓毒血症。

3. 严重脓毒血症

脓毒血症伴有器官功能不全（心血管功能障碍或急性呼吸窘迫综合征或其他2种器官功能障碍）、低血压和低灌注的即为严重脓毒血症，严重脓毒血症可有精神改变、少尿、缺氧或乳酸酸中毒等表现。

4. 感染性休克

严重脓毒血症在适当补液与复苏后（在1小时内给予≥40 mL/kg的等张液），仍有低血压等心血管功能障碍的即为感染性休克。

5. 多器官功能障碍综合征

多方干预后多器官功能仍不能维持正常的即为多器官功能障碍综合征（MODS）。各器官、系统功能障碍表现如下：

（1）心血管系统：低血压，或依赖血管活性药物来维持血压，或存在代谢性酸中毒、动脉乳酸水平升高、少尿、毛细血管再充盈时间延长等情况中的2种及以上。

（2）呼吸系统：动脉血氧分压/吸入氧分数（PaO_2/FiO_2）＜300、动脉血二氧化碳分压（$PaCO_2$）＞65 mmHg或比$PaCO_2$基线值高20 mmHg、需要＞50%的FiO_2来维持血氧饱和度≥92%或需要非选择性机械通气。

（3）神经系统：格拉斯哥昏迷评分≤11分，或精神状态出现急剧改变。

（4）血液系统：PLT＜80 000/μL或比过去3天记录的最高值降低50%，或出现弥散性血管内凝血。DIC的诊断基于临床表现（出血和微血栓）及实验室异常检查结果（血小板减少；凝血时间延长，包括凝血酶原时间和活化部分凝血活酶时间延长；纤维蛋白溶解证据，即纤维蛋白原水平降低、纤维蛋白降解产物水平升高）。

（5）肾脏：血清肌酐是相应年龄正常上限的2倍或以上，或肌酐水平升高至基线的2倍。

（6）肝脏：总胆红素≥4 mg/dL（新生儿不适用），或丙氨酸转氨酶是相应年龄正常上限的2倍以上。

6. 难治性休克

（1）液体难治性休克：在1小时内使用60 mL/kg的液体复苏仍有持续性心血管功能障碍。

（2）儿茶酚胺难治性休克：经10 mcg/（kg·min）的多巴胺和/或肾上腺素/去甲肾上腺素治疗后，心血管功能障碍持续。

点评

本例患儿发热病程长，外院抗感染及抗炎治疗疗程长，但疗效欠佳，在广州市妇女儿童医疗中心住院后积极完善相关检查，虽CRP、ESR等炎症指标升高，但不考虑是感染、自身免疫性疾病、结缔组织病、肿瘤等常见病因引起的发热，故暂予对症支持治疗。入院第4天，患儿体温开始逐渐降至正常，血液CRP等炎症指标逐渐恢复正常，因此考虑患儿为病程初期感染后引起的SIRS可能性大。

（沈君　赖茜　陈美华　田金生）

参考文献

［1］喻文亮，陆铸今，孙波. 小儿、新生儿全身炎症反应综合征、脓毒症及感染性休克新定义［J］. 中国小儿急救医学，2006，13（1）：1-4.

［2］袁壮，刘春峰. 危重患儿全身炎症反应综合征与临床应用评价［J］. 小儿急救医学，2000，7（4）：173-175.

［3］李文斌，邢静，王艳飞，等. 儿童支原体肺炎合并全身炎症反应综合征患儿危险因素指标及其相关性［J］. 海南医学，2018，29（5）：643-645.

［4］刘雅静. 降钙素原、C反应蛋白和肿瘤坏死因子-α在儿童全身炎症反应综合征早期诊断中的应用［J］. 实用临床医药杂志，2019，23（1）：103-105.

［5］GOLDSTEIN B，GIROIR B，RANDOLPH A. International pediatric sepsis consensus conference：definitions for sepsis and organ dysfunction in pediatrics［J］. Pediatr Crit Care Med，2005，6（1）：2-8.

第八节 慢性肉芽肿病

{ 题记 }

慢性肉芽肿病是婴儿期起病的常见原发性免疫缺陷病。本节介绍1例慢性肉芽肿病病例，对婴儿期起病的发热待查患儿应重点鉴别有无原发性免疫缺陷病，并注意减毒疫苗相关感染。

———{ 病史摘要 }———

患儿，男性，1个月，于2017年10月4日入院。

◆ **主诉**

间断发热6天。

◆ **现病史**

患儿6天前无明显诱因出现发热，为中低热，热峰38.8 ℃，物理降温后体温缓慢下降，但不能降至正常，偶有轻咳，无明显痰鸣音，无流涕、鼻塞，无抽搐，精神尚可，至当地医院门诊查血常规＋CRP示WBC 17.49×10^9/L、Hb 123 g/L、PLT 308×10^9/L、N% 43.34%、CRP 110.5 mg/L，胸部X线示支气管肺炎，遂转为住院治疗。2017年9月29日至10月2日住院期间查痰培养，结果提示金黄色葡萄球菌可疑阳性，予头孢曲松抗感染后患儿仍有反复低热。住院期间患儿头顶部、背部出现较多小脓疱性皮疹，未见破溃，2天前患儿咳嗽次数稍增多，家属要求签字出院，并转至广州市妇女儿童医疗中心就诊。急诊留观期间查血常规示WBC 19.3×10^9/L、Hb 96 g/L、PLT 515×10^9/L、N% 40%、L% 57%，超敏-CRP 60.63 mg/L，脑脊液生化示葡萄糖2.33 mmol/L，脑脊液常规、血气分析、凝血四项、尿液分析未见明显异常，予头孢曲松抗感染及雾化治疗，患儿仍有低热。为进一步诊治，拟"支气管肺炎"收入儿科急诊综合病房。自起病以来，患儿精神、胃纳可，睡眠可，大小便正常。

◆ **既往史**

患儿出生后接种了卡介苗、乙肝疫苗，之后全身出现红色皮疹，予炉甘石涂抹后皮疹逐渐好转。母亲有乙肝病史。

◆ 入院查体

T 36.7 ℃，P 128次/min，R 42次/min，BP 79/59 mmHg，体重4 kg。神志清楚，反应可，前囟平软，颈软，无抵抗。头顶部及背部可见散在小脓点，未见破溃及红晕。呼吸平顺，口唇红润，咽部充血，扁桃体未见肿大及疱疹，三凹征阴性，双肺呼吸音粗、对称，未闻及干、湿啰音。心率128次/min，律齐，未闻及心脏杂音。腹平软，按压无哭闹，肝脾触诊不满意，肠鸣音正常。四肢肌力Ⅴ级，肌张力正常。生理反射存在，病理征未引出。四肢肢端暖，CRT 2 s。

◆ 实验室检查

血常规＋CRP：患儿入院后血常规及CRP结果见表2-8-1。

表2-8-1　本患儿入院后血常规及CRP结果对比

日期	CRP/ （mg·L^{-1}）	血常规项目				
		WBC/L^{-1}	N/%	中性杆状核 粒细胞/%	Hb/ （g·L^{-1}）	PLT/L^{-1}
2017-10-5	27.9	21.2×10^9	48	6	97	609×10^9
2017-10-8	27.9	24.2×10^9	43	7	112	787×10^9
2017-10-13	112.2	16.5×10^9	46	5	84	623×10^9
2017-10-20	＞200	18×10^9	50	14	98	76×10^9

速诊生化：TB 54.8 g/L，Alb 25.1 g/L，超敏-CRP 219.40 mg/L（2017-10-5）。

免疫六项：IgE 137 U/mL，余未见异常。

凝血四项：PT 15.3 s，APTT 50.8 s，余未见异常。

脑脊液生化：超敏-CRP 0.22 mg/L，氯化物 115 mmol/L，微量蛋白 0.57 g/L。

血清铁蛋白：644.6 ng/mL。

淋巴细胞亚群检测：T淋巴细胞绝对计数 6522.88 cells/μL，B淋巴细胞绝对计数 3783.67 cells/μL，NK细胞绝对计数 1648.78 cells/μL，三者均高于正常范围，余未见异常。

中性粒细胞功能检测：PBS刺激 3.35%，佛波醇12-十四酸酯13-乙酸酯（PMA）刺激 36.37%，刺激指数（SI）1.83（2017-10-13）。

尿液分析、大便常规、血气分析、输血前四项、自身抗体十二项、自身免疫三项、血管炎四项、风湿病二项、PCT、ESR、ASO、脑脊液常规：未见明显异常。

◆ 功能及影像学检查

心脏彩超：卵圆孔未闭。

胸部CT：双肺可见多发类圆形阴影，边缘不清有毛刺，最大者位于左肺下叶后基底段，大小约2.2 cm×2.7 cm，增强呈轻度强化，提示双肺炎症，考虑多发肺脓肿形成趋势（图2-8-1）。

心电图、头颅MRI、腹部B超：未见明显异常。

基因检测：患儿*CYBB*基因有1个半合子突变，即c.845__855 del（缺失），导致氨

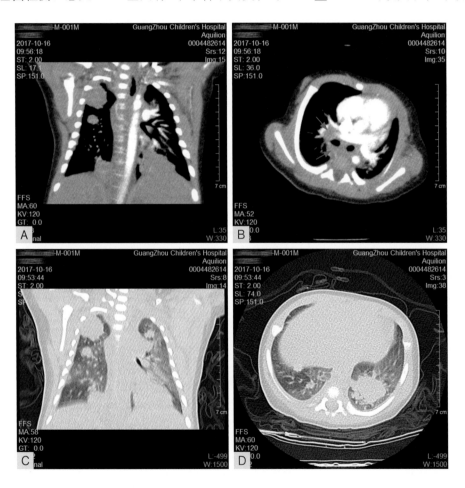

A. 冠状位纵隔窗示右肺上叶后段及双肺下叶后基底段团片状实变影，可见强化；B. 轴位纵隔窗示纵隔及肺门淋巴结肿大（箭头）；C. 为A相应层面肺窗；D. 轴位肺窗示左肺下叶后基底段团片影，边界欠清。

图2-8-1 本患儿胸部CT表现

基酸改变p.E 283 Afs*61（移码突变）（图2-8-2）。该变异不属于多态性位点，在人群中发生频率极低，此变异为自发突变，该位点为致病性变异。受检人父母位点无变异（图2-8-3、图2-8-4）。

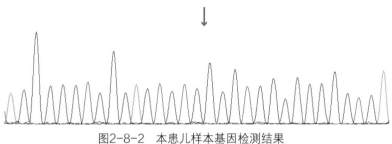

图2-8-2　本患儿样本基因检测结果

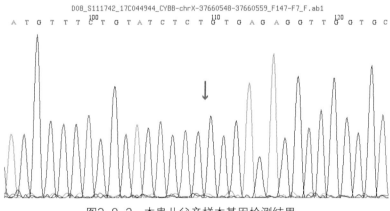

图2-8-3　本患儿父亲样本基因检测结果

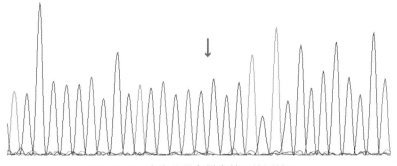

图2-8-4　本患儿母亲样本基因检测结果

◆ 病理及病原学检查

EB病毒抗体六项：EBV壳抗原CA-IgM 阳性，EBV壳抗原CA-IgG 阳性，EBV核抗原NA-IgG 阳性，EB病毒IgG抗体高亲合力 阳性，余未见异常。

真菌二项：曲霉菌抗原 0.58（正常值0~0.49），念珠菌抗原 阴性（2017-10-20）。

血培养、痰培养、咽拭子呼吸道病原体核酸、结核抗体、PPD试验、T-SPOT、TORCH筛查、肥达试验、外斐反应、真菌培养、真菌1,3-β-D葡聚糖、EB病毒DNA定量、巨细胞病毒DNA定量、脑脊液培养：未见明显异常。

◆ 入院后诊疗经过

入院后予头孢曲松（2017-10-4至2017-10-5）抗感染及雾化、化痰等治疗，患儿发热无缓解，改用美罗培南（2017-10-5至2017-10-17）抗感染，热退2天后再次出现反复发热。2017年10月8日及10月13日复查的炎症指标均无明显缓解，遂加用丙种球蛋白（2017-10-13至2017-10-15）支持、万古霉素（2017-10-14至2017-10-16）抗感染，患儿仍有反复发热，且热峰较前升高，发热间隔时间较前缩短（患儿住院期间体温变化见图2-8-5），予完善胸部CT，结果提示多发肺脓肿，请多学科会诊，考虑患儿虽有反复发热、EBV壳抗原CA-IgM阳性，但外周血以中性粒细胞升高为主，未见异型淋巴细胞，故暂不考虑EBV感染，但中性粒细胞吞噬功能异常，需考虑原发性免疫缺陷病和自身炎症性疾病的可能，建议行基因检测。2017年10月17日改用哌拉西林（2017-10-17至2017-10-20）＋甲硝唑（2017-10-17至2017-10-20）＋利奈唑胺（2017-10-18至2017-10-22）抗感染，患儿仍有反复发热，热峰40.1℃，发热间隔4~6小时，精神、反应一般，气促明显，心率增快。2017年10月20日复查的血红蛋白、白蛋白均低，予输注0.5 U红细胞混悬液、5 g白蛋白治疗，查真菌二项示曲霉菌抗原高于正常值，考虑存在曲霉菌感染可能，计划经验性给予抗真菌治疗，但患儿家属拒绝。2017年10月23日家属放弃治疗，予办理出院。

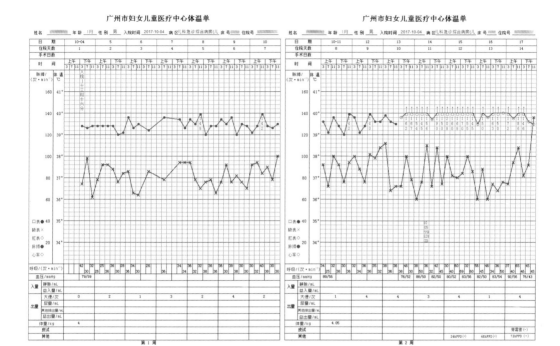

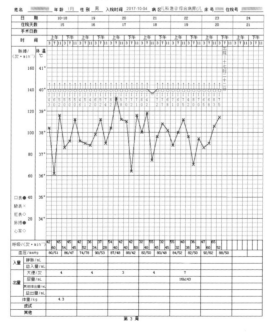

图2-8-5　本患儿住院期间体温变化情况

────────{ 临床关键问题及处理 }────────

关键问题1 患儿发热及炎症指标高，考虑细菌感染吗？

患儿为新生儿期发病，起病急，病程短，以反复发热伴皮肤小脓疱为主要表现，多次血常规提示白细胞增多、中性杆状核粒细胞升高，CRP明显升高，首先考虑细菌感染，但外院抗感染治疗效果欠佳。入院后体温在38 ℃上下波动，最高体温达40 ℃。因病程中曾出现皮肤脓疱疹，胸部CT提示肺脓肿形成，故仍考虑存在细菌感染，且是金黄色葡萄球菌感染的可能性大，但先后使用过头孢曲松、哌拉西林、甲硝唑、美罗培南、万古霉素、利奈唑胺等抗生素治疗，体温仍未完全控制，炎症指标仍高，抗感染效果差，不符合化脓性细菌感染特点。病程中患儿脓毒血症的表现不典型，服用退热药后精神、反应尚可，更进一步提示患儿为非单纯细菌感染引起的发热。

关键问题2 患儿反复高热究竟是何原因？临床医师应从何处着手寻找答案？

既然考虑患儿为非单纯感染引起的发热，那么患儿究竟患有何病？本例患儿在接种卡介苗、乙肝疫苗后全身出现红色皮疹，并表现为反复低热，伴头顶部、背部较多小脓疱性皮疹。有研究认为，皮肤感染或卡介苗接种后异常反应对慢性肉芽肿病（CGD）的诊断具有提示性价值，临床上约50%以上CGD患儿存在皮肤感染或卡介苗接种后异常反应。但本例患儿出现的皮肤症状一直未得到临床医师的重视，临床医师对此也没有充分的认识。

患儿入院后，根据患儿炎症指标高，抗感染效果欠佳，热退后精神、反应尚可等特点及其肺部影像学检查结果（注：因本例患儿胸部X线仅提示肺部感染，在抗感染治疗效果欠佳及完善其他部位影像学检查后仍未发现明显感染灶的情况下才进一步行胸部CT增强扫描，结果如图2-8-1所示，可见双肺多发类圆形阴影，边缘不清有毛刺，这个肺部表现与一般的肺部感染不同），有一种病进入了临床医师的视线，那就是慢性肉芽肿病。CGD是一种遗传异质性疾病，大部分由*CYBB*（编码细胞色素b558的gp91 phox亚基）基因突变引起。CGD由吞噬细胞中的还原型烟酰胺腺嘌呤二核苷酸磷酸（NADPH）氧化酶复合体缺陷所致，这种缺陷会导致吞噬细胞（中性粒细胞、单核细胞及巨噬细胞）不能消灭某些微生物，临床特征为反复发生危及生命的细菌及真菌感染和形成肉芽肿，因此高度怀疑患儿患有CGD，但仅凭临床特点及CT影像学特征仍不能完全诊断，更无法提示有真菌感染。2017年10月13日患儿中性粒细胞吞噬功能检测结果显示刺激指数明显下降至1.83。诸多文献提到中性粒细胞刺激指数下降对诊断该病有帮助。至此，临床医师基本锁定了该诊断。随后为患儿完善家系基因检测，发现患儿*CYBB*基因有1个半合子突变，即c.845__855 del（缺失），导致氨基酸改变p.E 283 Afs*61（移码突变），确诊患儿为慢性肉芽肿病。

关键问题3 患儿是否存在多重感染？

CGD患儿典型的临床表现为反复发热，以肺部病变最常见，也是致死的主要原因。肺部病变分为肺部感染性疾病和非感染性疾病。感染方面的主要病原菌为金黄色葡萄球菌、曲霉菌及革兰氏阴性菌，分枝杆菌偶见，且50%患儿的肺部感染为烟曲霉菌肺炎。本例患儿接种卡介苗后出现皮疹，但PPD试验结果阴性，血中结核免疫学检查亦为阴性，不支持结核病诊断。因病程中出现皮肤脓疱疹，考虑存在金黄色葡萄球菌感染，故予抗生素治疗，但体温未完全控制，多次复查的血液指标均提示炎症指标仍高，不排除细菌产生了耐药性，但整个病程中患儿脓毒血症的表现不典型，用金黄色葡萄球菌感染不能解释所有临床现象。2017年10月20日患儿曲霉菌抗原高于正常值，结合相关文献报道，高度考虑合并曲霉菌感染可能，本打算行抗真菌治疗，但患儿家属签字拒绝。患儿T淋巴细胞、B淋巴细胞及NK细胞明显升高，铁蛋白升高，入院第17天（2017-10-20）复查的血常规示三系有下降趋势，提示存在强烈的免疫反应，考虑合并存在巨噬细胞活化表现。

───────────{ 背景知识介绍 }───────────

慢性肉芽肿病是一种原发性吞噬细胞免疫缺陷病，由于基因突变引起NADPH氧化酶缺陷，吞噬细胞（中性粒细胞、单核细胞及巨噬细胞）不能杀伤过氧化物酶阳性的细菌与真菌，临床表现以反复发生严重感染以及在反复感染的部位形成肉芽肿为特点。本病的诊断可以通过中性粒细胞功能检测初步判断，确切的分子缺陷由基因分型确定。一旦最终诊断明确，都需要进行干细胞移植治疗。

CGD可能发生在婴儿期到成年晚期的任何时间，但大多数患者在5岁前能被诊断出，诊断时中位年龄为2.5～3岁。已知的CGD病例都是由构成NADPH氧化酶复合体的6种蛋白的编码基因突变所致，这6种蛋白是GP91PHOX、P47PHOX、P22PHOX、P67PHOX、P40PHOX和EROS。

CGD患者通常出现反复细菌和真菌感染，常见感染部位是肺、皮肤、淋巴结和肝脏。CGD患者容易形成肉芽肿，在胃肠道和泌尿生殖道尤甚。结肠炎是常见的胃肠道表现。

CGD患者接种卡介苗（BCG）后可能发生局部和区域性重度卡介苗疾病，因此确诊CGD后应禁用该疫苗，最好避免接种细菌活疫苗。CGD患者可正常应对病毒感染，推荐接种减毒活疫苗。推荐接种所有的灭活疫苗或亚单位疫苗，接种程序与正常儿童相同。

点评

对于以反复发热为主要表现，存在疫苗接种后异常反应或皮肤感染病史的患儿，在抗感染治疗过程中，应完善临床检查，尤其是中性粒细胞功能检测、结核病相关检测、胸部CT扫描等。若中性粒细胞功能明显下降，CT扫描结果提示典型的大小不等的多发结节实变影，且抗生素治疗效果不佳者，应高度怀疑CGD可能，并应尽快完善CGD基因检测。在等待基因检测结果的过程中，应严密监测血常规、免疫功能，若出现巨噬细胞活化表现，病死率高。在病原体未明确之前，是否可预防性行抗真菌治疗仍需进一步临床观察。但无论是否抗真菌和/或抗真菌治疗是否有效，一旦CGD诊断明确，都需要进行干细胞移植治疗。

（沈君　彭秋琰　李佩青　田金生）

参考文献

［1］沈君，熊雨美，彭秋琰，等.新生儿慢性肉芽肿病1例临床及基因分析［J］.临床儿科杂志，2018，36（12）：916-919.

［2］赵顺英，赵梦姣，刘辉.儿童慢性肉芽肿的诊断和治疗［J］.中华儿科杂志，2016，54（4）：303-306.

［3］赵晶，彭芸，贺建新.儿童慢性肉芽肿病胸部CT表现［J］.医学影像学杂志，2012，22（3）：359-363.

［4］YU H H，YANG Y H，CHIANG B L. Chronic granulomatous disease：a comprehensive review［J］. Clin Rev Allergy Immunol，2021，61（2）：101-113.

［5］CHIRIACO M，SALFA I，DI MATTEO G，et al. Chronic granulomatous disease：clinical，molecular，and therapeutic aspects［J］. Pediatr Allergy Immunol，2016，27（3）：242-253.

第九节　炎症性肠病

[题记]

炎症性肠病指原因不明的一组非特异性慢性胃肠道炎症性疾病。临床表现多样，往往腹痛、腹泻、体重下降三联征不典型，但常合并发热、贫血、发育迟缓、关节炎等症状。本节介绍1例以发热伴多脏器功能损害为临床表现的炎症性肠病病例，通过综合营养支持治疗改善胃肠功能及机体营养状况，争取完善胃肠镜组织病理活检后明确诊断并长期随访治疗。

───────────── { 病史摘要 } ─────────────

患儿，男性，3岁，于2019年6月29日入院。

◆ **主诉**

发热10天。

◆ **现病史**

患儿10天前无明显诱因出现发热，热峰39.8 ℃，前一周主要为低热，后转高热，发热反复，伴咳嗽，咳嗽不剧，少痰，无鼻塞、流涕，2019年6月25日至6月28日在当地医院住院治疗，查血常规＋CRP示WBC $18.18×10^9$/L，Hb 107 g/L，PLT $496×10^9$/L，N% 75.7%，L% 13.6%，CRP 113.12 mg/L；PCT 0.59 ng/mL；肺炎支原体抗体1∶80；胸部X线示支气管肺炎。予头孢呋辛（2019-6-25至2019-6-28）、红霉素（2019-6-27至2019-6-28）、头孢哌酮（2019-6-28）抗感染治疗4天后仍有反复高热，复查的血常规示白细胞较前升高，遂签字出院并至广州市妇女儿童医疗中心急诊就诊。为进一步诊治，拟"支气管肺炎"收入儿科急诊综合病房。自起病以来，患儿精神、反应可，胃纳一般，近3天大便稍稀糊，每天大便3～4次，小便量少，体重未见明显变化。

◆ **既往史**

既往体健，无特殊。

◆ **入院查体**

T 36.2 ℃，P 112次/min，R 26次/min，BP 96/58 mmHg，体重 19 kg。神志清楚，精神、反应可。全身浅表淋巴结未触及肿大。咽充血明显，扁桃体Ⅱ度肿大，未见脓性分泌物。颈软，无抵抗。双肺呼吸音对称、粗，可闻及少许痰鸣音。心律齐，未闻及早搏音，心音有力，未闻及杂音。腹部膨隆，触诊软，肝脾肋下未触及，肠鸣音正常。生理反射存在，病理征未引出。足背动脉搏动有力，四肢肢端暖，CRT 1 s。

◆ **实验室检查**

血常规＋CRP：患儿入院后血常规及CRP结果见表2-9-1。

表2-9-1 本患儿入院后血常规及CRP结果对比

日期	CRP/ (mg·L⁻¹)	血常规项目					
		WBC/L⁻¹	N/%	L/%	中性杆状核粒细胞/%	Hb/ (g·L⁻¹)	PLT/L⁻¹
2019-6-29	142.9	24.9×10^9	55	17	14	89	529×10^9
2019-7-5	69.7	16.9×10^9	64	16	8	87	829×10^9
2019-7-7	46.7	27.9×10^9	74	12	6	101	1008×10^9
2019-7-12	115.8	22.9×10^9	50	19	14	91	570×10^9
2019-7-29	33.2	10.7×10^9	59	29	2	84	823×10^9

血气＋电解质：钾 2.58 mmol/L，乳酸 2.69 mmol/L。

生化：Alb 29 g/L。

凝血四项：PT 16.4 s，APTT 63.2 s，Fib 5.35 g/L，余未见异常。

PCT：0.401 ng/mL。

铁蛋白：183 ng/mL。

ESR：57 mm/h。

尿液分析：酮体 2+，潜血 2+，红细胞 161.5个/μL，白细胞 14个/μL。

大便常规：潜血 弱阳性。

淋巴细胞亚群检测：NK细胞绝对计数 45.07 cells/μL，NK细胞 2.31%（参考范围：7%~40%）。

细胞因子检测：IL-6 91.86 pg/mL。

ASO、免疫六项：未见明显异常。

◆ **功能及影像学检查**

胸部X线：支气管肺炎。

腹部X线：不排除小肠不完全性肠梗阻可能。

腹部X线立位片：中上腹见充气稍扩张肠管影，局部见黏膜皱襞影，其内见多个短小气液平面。结论是不完全性肠梗阻待排，必要时行进一步检查（图2-9-1）。

腹部B超：肝、脾、双肾增大，肠郁积，胆囊、胰腺、腹膜后未见异常，未见腹水（2019-6-29）。

心脏彩超：心包少量积液。

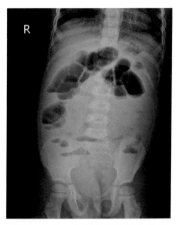

图2-9-1　本患儿腹部X线立位
片表现

腹部MRI：小肠肠壁增厚，直肠、结肠肠壁强化显著，考虑炎性病变可能，伴小肠不完全性肠梗阻（图2-9-2）。

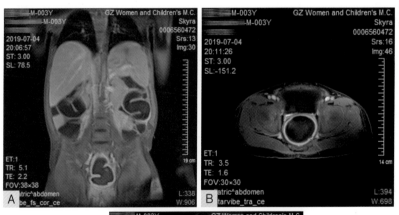

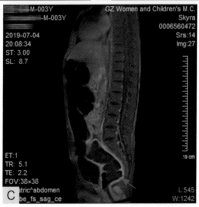

A. 增强扫描轴位；B. 冠状位；C. 矢状位。

图2-9-2　本患儿腹部MRI表现

直肠、结肠肠壁增厚，强化显著（箭头）。

胃镜：糜烂性食管炎；胃多发溃疡；十二指肠溃疡（图2-9-3）。

结肠镜：克罗恩病待排（回肠末端＋全结肠型、炎症型、SES-CD22分，重度）（图2-9-4）。

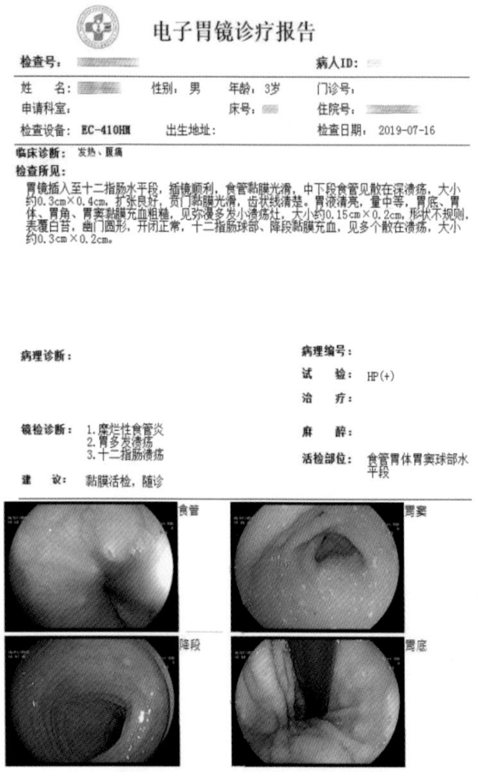

图2-9-3　本患儿胃镜报告

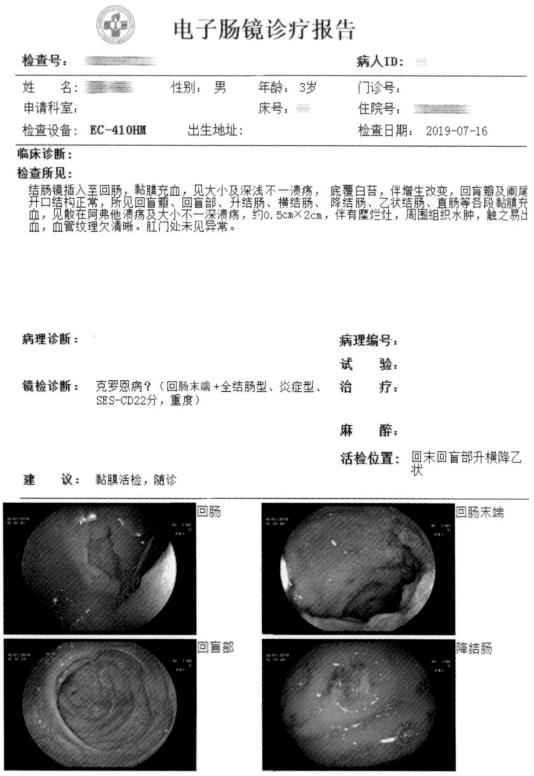

图2-9-4　本患儿结肠镜报告

◆ **病理及病原学检查**

外周血肺炎支原体抗体：1∶80。

食管病理：黏膜未见明显病理改变（图2-9-5）。

回肠末端、回盲部病理：黏膜灶性糜烂，大量中性粒细胞浸润，不排除炎症性肠病，请结合临床考虑（图2-9-5、图2-9-6）。

咽拭子呼吸道病原体核酸、呼吸道病原体抗体九项、流感A＋B核酸检测、EB病毒DNA定量、血培养、大便培养：未见明显异常。

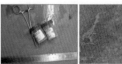
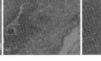

图2-9-5　本患儿食管、回肠末端病理活检报告　　图2-9-6　本患儿回肠末端、回盲部病理活检报告

◆ 入院后诊疗经过

入院后患儿仍有反复发热，伴咳嗽、腹胀、腹痛、腹泻，治疗上予禁食，补液，纠正电解质酸碱平衡紊乱，输注血浆改善凝血功能，输注白蛋白、免疫球蛋白改善营养及免疫状况，予肠外营养、广谱抗感染及肛管引流等对症支持治疗。治疗期间动态观察患儿病情变化并监测各项指标。2019年7月4日查腹部MRI，结果提示腹部部分小肠肠壁增厚，直肠、结肠肠壁强化显著，考虑炎性病变可能，伴小肠不完全性肠梗阻（图2-9-2）。请消化科、免疫科会诊，考虑为感染诱发的全身炎症反应综合征，建议继续抗感染、对症支持治疗。经治疗，患儿精神、反应好转，腹胀、腹痛减轻，但仍有反复发热。2019年7月8日复查腹部B超，结果提示肠管扩张、肠管壁增厚，腹腔积液，左中上腹腔回声杂乱，考虑不排除肠系膜扭转或腹内疝（图2-9-7）。请胃肠外科会诊并转胃肠外科接受进一步诊疗，转科后患儿腹痛、腹胀稍缓解，可自行排便。胃肠外科考虑患儿情况为全身炎症反应继发多脏器功能紊乱所致，不排除过敏性紫癜或炎症性肠病，暂无手术指征，建议继续保守治疗，并再请消化科、免疫科会诊，待病情相对稳定后择期行胃肠镜检查。2019年7

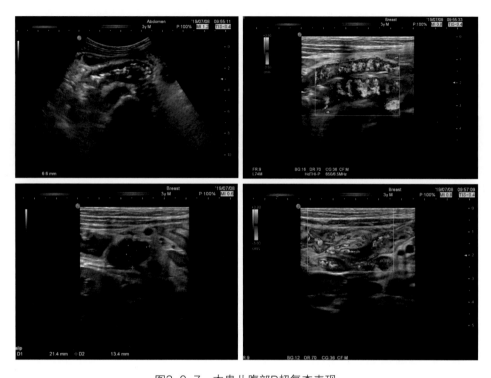

图2-9-7 本患儿腹部B超复查表现

肠管扩张、肠管壁增厚，腹腔积液，左中上腹腔回声杂乱，考虑不排除肠系膜扭转或腹内疝。

月16日患儿转消化科并接受胃肠镜检查。胃镜检查提示中下段食管见散在深溃疡，大小约0.3 cm×0.4 cm；胃底、胃体、胃角、胃窦黏膜充血，见弥漫多发小溃疡灶，形状不规则，表覆白苔，十二指肠球部、降段黏膜充血，见多个散在溃疡，大小约0.3 cm×0.2 cm（图2-9-3）。结肠镜见回盲瓣、回盲部、升结肠、横结肠、降结肠、乙状结肠、直肠等各段黏膜充血，见散在阿弗他溃疡及大小不一深溃疡，大小约0.5 cm×2 cm，伴有糜烂灶，周围组织水肿，触之易出血，血管纹理欠清晰（图2-9-4）。组织病理考虑炎症性肠病（图2-9-6）。继续在消化科接受营养支持及对症治疗。2019年7月22日患儿热退，逐步从肠外营养过渡到全肠内营养。2019年7月29日复查的血常规＋CRP示WBC 10.7×10⁹/L，Hb 84 g/L，PLT 823×10⁹/L，N% 59%，L% 29%，中性杆状核粒细胞2%，CRP 33.2 mg/L，指标均较前好转。2019年8月1日患儿病情好转出院，出院后长期在消化科门诊随诊。2019年9月19日复查的组织病理活检提示黏膜轻度慢性炎症（图2-9-8）。

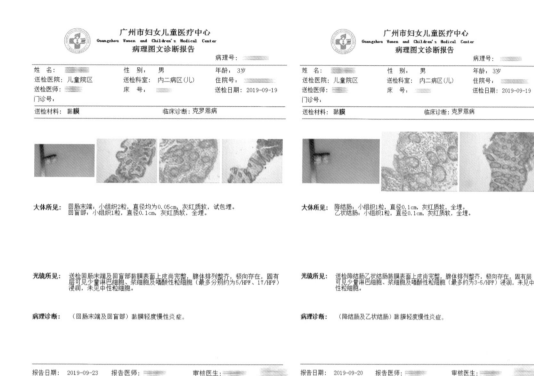

图2-9-8　本患儿回肠末端、回盲部、降结肠、乙状结肠病理活检复查报告

{ 临床关键问题及处理 }

关键问题　全身炎症反应伴多脏器功能损害应如何处理？

患儿因"发热10天"入院，起病急，病情进展快，入院后仍有反复发热，伴咳嗽、腹胀、腹痛、腹泻等症状，全身炎症反应明显、多脏器功能受损，包括肺部感染、腹腔感染、不完全性肠梗阻、贫血、肝脾大、电解质紊乱、低蛋白血症等。临床诊疗团队考虑患儿腹腔感染病情重，诊疗重点应先稳定机体内环境，改善各脏器功能及营养状况，待病情相对稳定后再进一步寻找病因。因此，入院后的首要治疗手段为禁食，补液，纠正电解质酸碱平衡紊乱，输注血浆改善凝血功能，输注白蛋白、免疫球蛋白改善营养及免疫状况，予肠外营养、广谱抗感染及肛管引流等对症支持治疗。治疗期间动态观察患儿病情变化并监测各项指标，完善腹部脏器影像学检查以鉴别有无外科急腹症情况，并请消化科、免疫科及胃肠外科等科室人员会诊协作诊治。经治疗，患儿精神、反应好转，腹胀、腹痛减轻，病情相对稳定后行胃肠镜检查及组织病理活检，从而明确炎症性肠病的诊断。

———————————————{ 背景知识介绍 }———————————————

　　炎症性肠病（IBD）是一种主要累及消化道的慢性肠道非特异性炎症性疾病，临床常见溃疡性结肠炎（UC）、克罗恩病及未定型IBD。IBD在我国儿童群体的年发病率为5.5/100万，有逐年增加趋势。其中发病年龄＜6岁的IBD即极早发型IBD（VEO-IBD），病情更重，可影响生长发育并伴严重肛周疾病，病理表现不典型，仅靠常规治疗难以控制。IBD的诊断需要结合临床表现、内镜检查、组织病理学检查以及影像学检查进行综合分析，采取排除诊断法，主要排除肠结核、其他慢性肠道感染性疾病、肠道恶性肿瘤及自身免疫性疾病的肠道病变，并随访观察。若腹痛、腹泻、便血和体重减轻等症状持续4周以上或6个月内类似症状反复发作2次以上，临床上应高度怀疑IBD。IBD常合并：发热；生长迟缓、营养不良、青春期发育延迟、继发性闭经、贫血等全身表现；关节炎、虹膜睫状体炎、原发性硬化性胆管炎、结节性红斑、坏疽性脓皮病等胃肠道外表现；肛周疾病，如皮赘、肛裂、肛瘘、肛周脓肿等。另有研究表明，IBD易发生于原发性免疫缺陷病（PID）中的免疫失调性疾病、吞噬功能缺陷病、自身炎症性疾病，在联合免疫缺陷病、伴典型表现的联合免疫缺陷综合征中也有报道。

　　IBD的治疗方法主要为营养治疗、药物治疗和手术治疗。①营养治疗：可防治营养不良，促进儿童生长发育和预防骨质疏松症，这是各个阶段IBD患儿不可缺少的临床治疗措施之一。轻至中度IBD首选全肠内营养，肠外营养仅在肠内营养禁忌或肠内营养不耐受的情况下短暂使用或补充性使用，如继发短肠综合征早期或伴有严重腹泻、高流量小肠瘘、肠梗阻、严重腹腔感染未得到控制时、肠衰竭、肠内营养不能给予充足能量时（＜正常生理需要量的60%）、消化道大出血。②药物治疗：主要的药物包括氨基水杨酸制剂、糖皮质激素、免疫抑制剂及生物制剂，对难治性克罗恩病可选用沙利度胺。③手术治疗：克罗恩病外科手术指征为出现肠梗阻、腹腔脓肿、瘘管、急性穿孔、大出血等并发症时；癌变；内科治疗无效、疗效不佳和/或药物不良反应已严重影响生存质量时。UC的手术治疗大多是抢救治疗，但对中毒性巨结肠患儿一般宜尽早实施手术。全结、直肠切除＋回肠储袋肛管吻合术是UC患儿首选的手术。但在转换治疗前儿科医师应充分与外科医师和患儿家属沟通，权衡手术治疗的利弊，视具体情况决定。

点评

炎症性肠病多表现为慢性腹泻、腹痛等胃肠症状。本例患儿起病急，病情重，合并腹腔感染及肠梗阻等并发症，诊疗团队高度重视并积极给予支持对症治疗，虽未能早期确诊，但支持性治疗改善了重要脏器功能，维持了机体内环境平衡，改善了营养状况，为患儿争取到了行侵入性胃肠镜检查的机会，这给疾病诊断提供了良好的基础；同时外科团队适时对患儿胃肠功能及手术指征进行评估，避免非必要的手术治疗给患儿带来更大的伤害及并发症风险。

（李素云　谢静　沈君　赖茜）

参考文献

［1］中华医学会儿科学分会消化学组，中华医学会儿科学分会临床营养学组. 儿童炎症性肠病诊断和治疗专家共识［J］. 中华儿科杂志，2019，57（7）：501-507.

［2］林毅，张秋业. 儿童原发性免疫缺陷病与炎症性肠病［J］. 中国实用儿科杂志，2021，36（7）：485-490.

［3］WANG X Q，ZHANG Y，XU C D，et al. Inflammatory bowel disease in Chinese children：a multicenter analysis over a decade from Shanghai［J］. Inflamm Bowel Dis，2013，19（2）：423-428.

第十节　组织细胞性坏死性淋巴结炎

{ 题记 }

　　发热伴颈部淋巴结肿大是组织细胞性坏死性淋巴结炎的主要临床表现，症状非特异性，需与多种感染、肿瘤性疾病鉴别。本节介绍2例组织细胞性坏死性淋巴结炎病例，临床经排他性诊断，最终通过淋巴结病理活检确诊。

病例一

{ 病史摘要 }

　　患儿，男性，10岁，于2020年3月23日入院。

◆ 主诉

反复发热20天。

◆ 现病史

　　患儿20天前无明显诱因出现发热，热峰39 ℃，每天发热2～3次，口服退热药后体温可降至正常，伴寒战、畏寒，无抽搐，无皮疹，无眼红、唇红，无关节痛，无头痛、头晕，无胸痛、胸闷，无咳嗽、咳痰，无呕吐、腹泻，多次在当地医院门诊就诊，予静脉滴注头孢呋辛、喜炎平等治疗后仍有反复发热。2020年3月19日至3月21日在当地医院住院治疗，查血常规＋CRP示WBC 2.97×10^9/L，淋巴细胞绝对值 0.71×10^9/L，Hb 110 g/L，PLT 164×10^9/L，CRP正常；颈部超声示多发淋巴结；胸部CT示左肺上叶舌段有一条索影，考虑纤维增殖灶。经治疗（具体治疗不详），患儿仍有反复发热。2020年3月22日至广州市妇女儿童医疗中心门诊就诊，查血常规示WBC 2.4×10^9/L，淋巴细胞绝对值 0.73×10^9/L，Hb 109 g/L，PLT 150×10^9/L；超敏-CRP 8.61 mg/L；骨髓细胞学示骨髓增生活跃。予头孢哌酮抗感染、免疫球蛋白等治疗后，患儿仍有反复发热，热峰39 ℃，发热间隔6～7小时。为进一步诊治，拟"发热待查"收入儿科急诊综合病房。自起病以来，患儿精神稍倦，反应尚可，胃纳、睡眠可，大小便如常，体重无明显变化。

◆ 既往史

既往体健，无特殊。母亲有乳腺病病史，定期化疗。

◆ 入院查体

T 38.1 ℃，P 110次/min，R 21次/min，BP 102/63 mmHg，体重 26.5 kg。神志清楚，精神稍倦，反应尚可。全身未见瘀斑、皮疹、出血点，未见苍白、黄疸，双耳廓无牵拉痛，口唇红润。颈软，无抵抗。咽充血，扁桃体Ⅰ度肿大，未见脓性分泌物，未见疱疹。双侧颈部触及浅表淋巴结肿大，大小约1 cm×0.5 cm，活动度好，无触痛，局部皮肤未见红肿、溃破。左侧胸锁乳突肌上缘可扪及一大小约3 cm×3 cm包块，质地稍硬，活动度差。呼吸节律规则，双肺呼吸音粗，未闻及干、湿啰音。心音有力，心律齐，未闻及杂音。腹平软，腹部无压痛、反跳痛，肝脾肋下未触及，肠鸣音正常。四肢肢端暖，CRT 2 s。神经系统查体未见异常。

◆ 实验室检查

血常规：WBC $1.8×10^9$/L，N% 67%，Hb 96 g/L，PLT $120×10^9$/L。

速诊生化：超敏–CRP 8.61 mg/L，LDH 560 U/L。

ESR：71 mm/h。

铁蛋白：598.90 ng/mL。

肿瘤六项、ASO、免疫六项、自身抗体十八项、血气分析、凝血四项、中性粒细胞功能检测：未见明显异常。

◆ 功能及影像学检查

胸部X线：双肺纹理增强。

腹部彩超：肠系膜淋巴结肿大，脾稍大，肝、胆、胰未见明显异常，双肾未见明显异常，双侧肾上腺区未见明显异常。

心脏彩超：未见异常。

头颈胸腹部MRI：左侧颈动脉鞘旁占位性病变，约3.8 cm×2.1 cm×8.9 cm浸润蔓延的团片状占位影，下界达锁骨上窝，性质待定，卡斯尔曼病待排（图2-10-1）；腹部MRI平扫＋增强扫描未见明显异常。

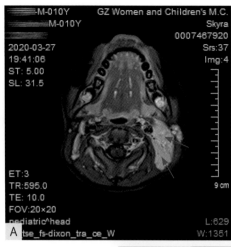
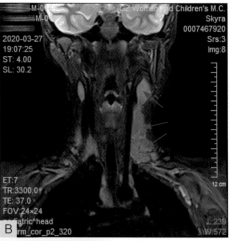
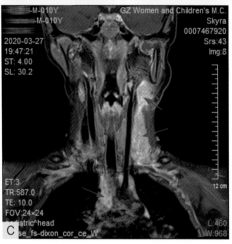

A．T2WI冠状位示左颈部多发肿大淋巴结，部分融合（箭头）；B．增强扫描轴
位示左颈部肿大淋巴结欠均匀，强化明显（箭头）；C．增强扫描冠状位示左颈
部、右上纵隔肿大淋巴结欠均匀，明显强化（箭头）。

图2-10-1　本患儿头颈部MRI表现

◆ 病理及病原学检查

骨髓细胞学：骨髓增生活跃，红细胞系、粒细胞系、巨核细胞系增生，血小板分布良好，可见部分异型淋巴细胞，浆细胞、组织细胞比例稍升高，吞噬现象可见。

颈部淋巴结病理：（左颈前）破碎淋巴结倾向，考虑为组织细胞性坏死性淋巴结炎（图2-10-2）（2020-4-7）。

咽拭子呼吸道病原体核酸、EB病毒抗体六项、EB病毒DNA定量、微小病毒DNA定量、单纯疱疹病毒DNA定量、巨细胞病毒DNA定量、IGRA、结核抗体：未见明显异常。

广州市妇女儿童医疗中心
Guangzhou Women and Children's Medical Center

病理图文诊断报告

病理号：

姓　　名：		性　别：　男		年　龄：　10岁
送检医院：儿童院区		送检科室：儿科急诊综合病房（儿）		住院号：
送检医师：		床　号：		送检日期：2020-04-01
门诊号：				

送检材料：**肿物**　　　　　　　　　临床诊断：发热待查

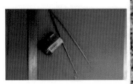 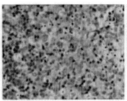 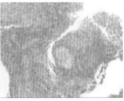

大体所见： 淋巴结肿物：灰白色碎组织一堆，直径0.8cm，质软，全埋。

光镜所见： 送检破碎淋巴结部分结构破坏，可见淋巴滤泡，个别滤泡萎缩，副皮质区组织细胞增生，局灶组织细胞聚集，并可见大量细胞碎屑，组织细胞内可见明显吞噬淋巴细胞及细胞碎屑，未见中性粒细胞，高内皮静脉增生，内皮细胞肿胀。免疫组化染色：CD3(+)、CD5(+)、CD10(滤泡中心+)、CD20(+)、PAX5(+)、CD21(滤泡网架+)、CD68(+)、CD163(+)、CD1a(局灶个别+)、Langerin(局灶个别+)、S-100(局灶个别+)、CD30(个别局灶个别+)、ALK(-)、BCL2(局灶个别+)、BCL6(淋巴中心局灶个别+)、Ki67(滤泡中心+为主)。
原位杂交：EBER(-)。

病理诊断： （左颈前）破碎淋巴结倾向，考虑为组织细胞性坏死性淋巴结炎。

注：由于淋巴结组织破碎，可能影响诊断，报告供参考。

报告日期：2020-04-07　　　报告医师：　　　　　审核医生：

图2-10-2　本患儿颈部淋巴结病理活检报告

◆ **入院后诊疗经过**

入院后予拉氧头孢抗感染（2020-3-23至2020-3-31）、免疫球蛋白（1g/kg）改善免疫状况、布洛芬抗炎等治疗，定期复查感染指标，患儿仍有反复发热。2020年3月31日为患儿行颈部淋巴结病理活检，并升级抗生素，改用美罗培南抗感染（2020-3-31至2020-4-7），患儿仍有发热。2020年4月7日广州市妇女儿童医疗中心及中山大学附属肿瘤医院病理结果均考虑组织细胞性坏死性淋巴结炎，当日停用美罗培南，4月9

日开始予甲泼尼龙抗炎（60 mg qd）治疗，患儿体温逐渐降至正常，4月12日开始无发热，4月15日调整甲泼尼龙使用剂量（30 mg qd），患儿体温稳定，无特殊不适。2020年4月18日患儿病情好转，予办理出院，门诊随诊。

────────────{ 临床关键问题及处理 }────────────

关键问题　患儿颈部肿大的淋巴结是什么性质？

　　患儿为学龄期儿童，以反复发热、颈部淋巴结肿大为主要表现，血常规提示三系减少，使用抗生素及布洛芬治疗后发热间隔时间延长，暂未发现细菌、真菌、病毒及特殊病原体感染证据，加上CRP不高，考虑感染的可能性不大；生化示LDH升高，伴三系减少，暂不能排除肿瘤性疾病，病因考虑免疫、肿瘤性疾病可能性大。入院后行骨髓细胞学检查，无异常发现，暂不考虑白血病，但淋巴结肿大性质不明，免疫增生或肿瘤增殖均不能排除，故有淋巴结活检指征。入院第9天（2020-3-31）为患儿完善淋巴结组织活检及免疫组化检查，结果提示组织细胞性坏死性淋巴结炎，遂停用抗生素，换用甲泼尼龙抗炎治疗。经治疗，患儿体温逐渐降至正常，最后病情好转出院。

📚 病例二

────────────{ 病史摘要 }────────────

患儿，男性，2岁11个月，于2020年8月16日入院。

◆ **主诉**

间断发热3周。

◆ **现病史**

患儿3周前无明显诱因出现发热，热峰38 ℃，可自行降至正常，每天发热2～3次，后热峰上升至40 ℃，以夜间发热为主，口服退热药后体温可降至正常，无咳嗽、流涕，无呕吐、腹胀、腹泻，无皮疹，无眼红、唇红，无关节痛，多次至广州市妇女儿童医疗中心门诊就诊，查血常规示结果均大致正常，CRP波动于19～30 mg/L，先后予奥司他韦、阿奇霉素、头孢克肟抗感染，患儿仍有反复发热。2020年8月6日至8月13日于当地医院住院治疗，查PCT 1.35 ng/mL，铁蛋白687 ng/mL，血清IL-β、IL-6、IL-8、TNF-α明显升高，肝肾功能大致正常，腹部及心脏彩超均未见明显异常，当地医院诊断为"感染性发热；全身炎症反应综合征；支气管炎"，予头孢美唑、美罗培南、克林霉素抗感染，免疫球蛋白支持治疗，患儿体温稳定2天后出院。出院后患儿再次出现反复发热，热峰38℃，2020年8月14日至广州市妇女儿童医疗中心门诊就诊，查血常规＋CRP示WBC $4.9×10^9$/L，中性粒细胞绝对值 $1.9×10^9$/L，淋巴细胞绝对值 $1.93×10^9$/L，PLT $452×10^9$/L，Hb 115 g/L，CRP 2.8 mg/L。从血常规结果来看，考虑病毒感染的可能性大，但患儿间断发热3周，不符合病毒感染的自限性特点，患儿发热原因仍不明确。为进一步诊治，拟"发热待查"收入儿科急诊综合病房。自起病以来，患儿精神、反应可，胃纳欠佳，大小便正常，近3周体重减轻1 kg。

◆ 既往史

出生时因"新生儿腹胀"于广州市妇女儿童医疗中心新生儿外科住院，2月龄时因肺炎于当地医院住院1周。头孢哌酮皮试阳性。

◆ 入院查体

T 37.6℃，P 118次/min，R 26次/min，BP 95/60 mmHg，体重 12 kg。神志清楚，精神、反应可。全身无皮疹，颈部触及多颗肿大淋巴结，最大者约1.5 cm×1.5 cm，质软，活动度可，无触痛。双侧瞳孔等大等圆，对光反射灵敏。口唇无发绀，咽部充血，扁桃体Ⅰ度肿大，无脓点及疱疹。呼吸平顺，双肺呼吸音粗、对称，双肺未闻及明显干、湿啰音。心律齐，心音有力，未闻及杂音。腹平软，无压痛、反跳痛，肝脾肋下未触及，肠鸣音正常。四肢肌力、肌张力正常。神经系统查体无异常。四肢肢端暖，CRT 2 s。

◆ 实验室检查

血常规＋CRP：WBC $5.5×10^9$/L，红细胞计数（RBC）$3.98×10^{12}$/L，Hb 108 g/L，PLT $357×10^9$/L，N% 40%，L% 50%，CRP 2.40 mg/L（2020-8-16）。

ESR：58 mm/h。

铁蛋白：1639.60 ng/mL（2020-8-16）。

免疫六项：IgG 21.9 g/L，IgE 410 U/mL，余未见异常。

细胞因子检测：IFN-γ 84.45 pg/mL，IL-6 100.73 pg/mL。

淋巴细胞亚群检测、中性粒细胞功能检测、血气、电解质、凝血四项、速诊生化、血脂、ASO、尿液分析、PCT、脑脊液常规＋生化：未见明显异常。

◆ 功能及影像学检查

胸腹部CT：左肺下叶前内基底段节段性肺气肿，肝大，余未见明显异常。

颈部淋巴结＋腹部B超：双侧颈部淋巴结肿大；左肾积液，右肾盂分离，肠胀气，腹膜后淋巴结肿大，余未见明显异常。

头颅CT：头颅CT平扫＋增强扫描＋血管成像未见明显异常。

心电图：未见明显异常。

◆ 病理及病原学检查

EB病毒抗体六项：EBV壳抗原CA-IgG 阳性，EBV核抗原NA-IgG 阳性，EB病毒IgG抗体高亲合力 阳性，余未见异常。

寄生虫全套：肝吸虫IgG抗体 阳性。

骨髓细胞学：骨髓增生活跃，三系正常，血小板分布良好。

中段尿培养：大肠埃希菌 阳性（后复查正常）。

淋巴结病理：（右侧颈部）符合组织细胞性坏死性淋巴结炎（图2-10-3）（2020-8-26）。

广州市妇女儿童医疗中心
Guangzhou Women and Children's Medical Center
病理图文诊断报告

病理号：

姓　名：	性　别：	男	年龄：	2岁11月
送检医院：儿童院区	送检科室：儿科急诊综合病房（儿）		住院号：	
送检医师：	床　号：		送检日期：2020-08-22	
门诊号：				

送检材料：**淋巴结**　　　　　临床诊断：发热待查

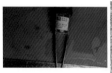

大体所见：右侧颈部淋巴结：灰白碎组织一堆，大小为1.5cm×0.7cm×0.4cm，全埋为1-2。

光镜所见：送检淋巴结破碎，镜下结构破坏，部分坏死，可见大量细胞碎屑及组织细胞增生，部分组织细胞内可见明显吞噬淋巴细胞及细胞碎屑，未见中性粒细胞。
免疫组化染色（1号蜡块）：CD68(+)，CD163(+)，Langerin(-)，CD30(少量+)，ALK(-)，CD10 (-)，Ki67（约40%+），PAX5（B细胞+），CD5（T细胞+），CD4（T细胞+），CD8（T细胞+），CD3（T细胞+），CD21（少量残余淋巴滤泡树突网+），CD20（B细胞+）。
原位杂交（1号蜡块）：EBER(-)。

病理诊断：（右侧颈部）符合组织细胞性坏死性淋巴结炎。

报告日期：2020-08-26　　报告医师：　　　　审核医生：

图2-10-3　本患儿淋巴结病理活检报告

呼吸道病原体抗体九项、EB病毒DNA定量、巨细胞病毒DNA定量、真菌1,3-β-D-葡聚糖、真菌二项、TORCH筛查、肥达试验、外斐反应、登革热病毒抗体、PPD试验、脑脊液病原微生物高通量测序＋涂片＋培养：未见明显异常。

◆ 入院后诊疗经过

入院后予退热、补液等对症处理，患儿仍有反复发热。2020年8月22日，在排除禁忌证后，为患儿行右侧颈部淋巴结活检术，术程顺利，术后安返病房。2020年8月25日为患儿行腰椎穿刺术及骨髓穿刺术，术程顺利，术后结果回报脑脊液常规、生化、涂片、病原学及培养均未见异常；骨髓细胞学示骨髓增生活跃，三系正常，血小板分布良好。2020年8月27日中段尿培养示大肠埃希菌阳性，予口服头孢他啶（0.6g bid）（2020-8-27至2020-9-9）抗感染后，患儿仍有反复发热。2020年8月28日根据患儿淋巴结病理结果［（右侧颈部）符合组织细胞性坏死性淋巴结炎］，并排除激素禁忌证后，予患儿静脉滴注甲泼尼龙（24 mg qd，2020-8-28至2020-9-3；18 mg qd，2020-9-4至2020-9-6；12 mg qd，2020-9-7至2020-9-9）抗炎及护胃、补钙等对症治疗。经治疗，患儿热峰下降，发热间隔时间延长，2020年9月1日后再无发热，遂于9月4日逐渐下调甲泼尼龙剂量，患儿体温未见反弹。2020年9月8日复查的铁蛋白示353.8 ng/mL；速诊生化示ALT 31 U/L，AST 32 U/L，TBA 269.5 μmol/L；血常规示WBC 5.6×10^9/L，中性粒细胞绝对值3×10^9/L，单核细胞绝对值1.17×10^9/L，淋巴细胞绝对值1.33×10^9/L，Hb 101 g/L。患儿铁蛋白、白细胞数恢复至正常范围，病情好转。2020年9月10日予办理出院，门诊随诊。

———————{ 临床关键问题及处理 }———————

关键问题　患儿病程长，外院正规抗感染治疗无效，下一步诊疗方案应如何制订？

患儿反复发热，病程达3周，伴颈部淋巴结肿大，病初血常规提示感染指标稍升高，炎症介质升高，予抗感染、免疫球蛋白治疗后，病情好转，之后发热仍反复。入院查中段尿培养示大肠埃希菌阳性，予敏感抗生素治疗后尿液培养转阴，但仍有反复发热。单用泌尿系感染不能解释整体病程，加上患儿病原学检查、脑脊液检查及骨髓细胞学检查均无阳性发现，故诊疗团队开展病例讨论（根据淋巴结肿大思维导图进行，见图2-10-4）。讨论结果认为，患儿发热病因是感染性疾病的可能性小，是不是免疫系统疾病或肿瘤性疾病还需进一步鉴别，考虑患儿体格检查的阳性体征为颈部淋

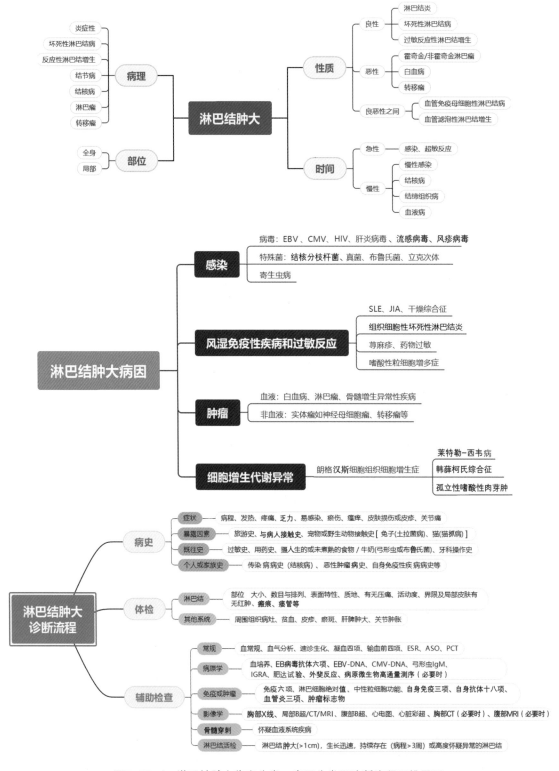

图2-10-4　淋巴结肿大临床分类、病因分类及诊断流程思维导图

巴结肿大，有淋巴结活检指征，遂为患儿完善淋巴结活检。之后，淋巴结病理活检报告示组织细胞性坏死性淋巴结炎，予甲泼尼龙抗炎治疗，最后患儿病情好转出院。

———————————{ 背景知识介绍 }———————————

1. 组织细胞性坏死性淋巴结炎

组织细胞性坏死性淋巴结炎（HNL），又称菊池病（Kikuchi disease）、菊池淋巴结炎（Kikuchi lymphadenitis），是一种病因不明的罕见良性疾病，好发于学龄期儿童，男童的发病比例略高，但13岁以上发病儿童中以女童居多，通常表现为颈部淋巴结肿大和发热。本病发病机制尚不明确，其临床表现、病程和组织学改变均提示该病涉及T淋巴细胞和组织细胞对感染因子的免疫应答，细胞毒性CD8$^+$T淋巴细胞介导的细胞凋亡是细胞破坏的主要机制。现已提出了多种诱发因素，包括EB病毒、人疱疹病毒6型、人疱疹病毒8型、HIV、细小病毒B19、副黏病毒、副流感病毒、小肠结肠炎耶尔森菌和弓形虫。

一项研究显示，INF-γ和IL-6可能参与HNL的发病机制。该研究纳入了4例经活检证实有HNL的男性患者。在急性期，这些患者的INF-γ和IL-6血清水平升高，但INF-α、肿瘤坏死因子和IL-2均不高；在恢复期，INF-γ和IL-6降至正常水平。

HNL最常见的临床表现是发热和颈部淋巴结肿大。30%～50%的患者以发热为主要症状，通常为低热并持续约1周，偶可持续长达1个月。一项纳入86例HNL儿童的研究显示，发热的中位持续时间为9天，但有高热（≥39 ℃）、白细胞减少和较大淋巴结的患儿发热持续时间更长。与成年人相比，儿童较常出现发热和皮疹，较少见全身淋巴结肿大，儿童发展为自身免疫综合征的风险可能高于成年人。

HNL患者最常见的症状和体征为：

（1）淋巴结肿大（100%）。

（2）发热（35%）。

（3）皮疹（10%）。

（4）关节炎（7%）。

（5）乏力（7%）。

（6）肝脾大（3%）。

HNL的淋巴结受累通常位于颈部且呈局限性。淋巴结通常仅中度增大（直径为

1～2 cm），但偶尔出现明显增大（≤7 cm）。约43%的HNL患者有白细胞减少，但大多数患者的全血细胞数正常，其他检查结果包括血小板减少、全血细胞减少，以及严重患者的慢性病贫血。淋巴结活检是诊断HNL的金标准。

对于HNL，目前尚无确切有效的治疗方法，症状和体征通常在1～4个月消退。以对症支持治疗为主，包括使用对乙酰氨基酚和非甾体抗炎药以缓解症状，有严重或持续症状的患者经糖皮质激素或大剂量糖皮质激素联合静脉用免疫球蛋白治疗后效果明显。

2. 需要引起重视的外周淋巴结肿大情况

在外周淋巴结肿大的儿童中，年龄越大、淋巴结越大、淋巴结肿大部位越多、锁骨上淋巴结肿大、淋巴结固定和X线片异常时，患恶性肿瘤的风险越高，越需要尽早行淋巴结切除活检。需要引起重视的临床特征包括：

（1）全身症状（发热＞1周，盗汗和体重减轻10%以上）。

（2）锁骨上淋巴结肿大。

（3）广泛性淋巴结肿大。

（4）淋巴结固定、无压痛，无其他症状。

（5）新生儿期（＜1月龄）出现的淋巴结，直径＞1 cm。

（6）淋巴结直径＞2 cm且较基线水平增大或经2周抗生素治疗无反应。

（7）胸部X线异常，尤其是出现纵隔肿块或肺门淋巴结肿大。

（8）全血细胞计数和分类计数异常（如淋巴母细胞、超过1个细胞系发生血细胞减少）。

（9）LDH升高。

（10）耳鼻咽喉区没有感染症状。

（11）抗生素治疗后ESR或CRP仍持续偏高或仍在升高。

3. 血清铁蛋白

本文中的2例患儿均有血清铁蛋白显著升高情况。铁蛋白是铁的细胞储存蛋白，当代谢需要时，大多数储存在铁蛋白中的铁可供人体使用。铁蛋白也是一种急性期反应物，主要由巨噬细胞产生。

临床上在血浆中检测到的铁蛋白通常是脱铁铁蛋白，是一种不含铁的分子。血浆中铁蛋白的水平通常可反映机体总体铁储量，1 ng/mL的铁蛋白表明总铁储量约为

10 mg。血清铁蛋白的临床意义如下：

（1）若血浆铁蛋白水平为50～100 ng/mL，在成年男性中则代表铁储量为500～1000 mg。

（2）血清铁蛋白＜15 ng/mL时，诊断铁缺乏的特异性为99%。

（3）如果没有感染和炎症，血清铁蛋白升高可能提示铁过载。

（4）在噬血细胞性淋巴组织细胞增生症或某些风湿性疾病患者中，铁蛋白水平可能极高，尤其是儿童，这种现象对诊断该病具有较高的敏感性和特异性。研究发现，这两类疾病铁蛋白水平超过500 ng/mL、5000 ng/mL及10 000 ng/mL的患者分别占93%、42%和25%；铁蛋白水平的中位值为2950 ng/mL。

（5）铁蛋白＞10 000 ng/mL可能见于新生儿血色病或暴发性肝衰竭。

点评

HNL患儿的临床表现及辅助检查缺乏特异性，确诊需要行淋巴结穿刺病理检查，该病糖皮质激素疗效显著，预后较好但可复发，部分可发展成淋巴瘤等血液肿瘤性疾病，应长期随访。

（李素云　沈君　陈香元　李佩青）

参考文献

［1］赵贺华，杨丽君，刘晓红. 儿童组织细胞坏死性淋巴结炎25例临床分析［J］. 中国临床医生杂志，2022，50（5）：614-616.

［2］李芳芳，赵林胜，李崇巍. 儿童组织细胞坏死性淋巴结炎70例临床分析及淋巴结活检的意义［J］. 中华实用儿科临床杂志，2021，36（17）：1325-1327.

［3］KIM T Y, HA K S, KIM Y, et al. Characteristics of Kikuchi-Fujimoto disease in children compared with adults［J］. Eur J Pediatr，2014，173（1）：111-116.

［4］LIN Y C, HUANG H H, NONG B R, et al. Pediatric Kikuchi-Fujimoto disease：a clinicopathologic study and the therapeutic effects of hydroxychloroquine［J］. J Microbiol Immunol Infect，2019，52（3）：395-401.

［5］Kikuchi's disease［J］. Lancet，1990，335（8705）：1563.

第十一节 淋巴瘤

题记

淋巴瘤是学龄期儿童常见肿瘤，起病隐匿，临床表现多样，症状缺乏特异性，常易导致临床误诊。本节介绍1例卡斯尔曼病合并经典型霍奇金淋巴瘤病例，强调临床诊疗过程中应重视患儿主诉及症状，从病理生理机制的角度分析问题，跳出固定思维。

{ 病史摘要 }

患儿，男性，10岁，于2021年8月29日入院。

◆ 主诉

间断发热25天，咳嗽2天。

◆ 现病史

患儿25天前无明显诱因出现发热，热峰38.9 ℃，有畏寒，无皮疹，无抽搐，无咳嗽、咳痰，无流涕，无呕吐，无腹泻，家属自行予物理降温，体温可降至正常，但易反复。2021年8月10日至当地医院就诊，查血常规＋CRP示WBC 8.93×10^9/L，Hb 117 g/L，PLT 305×10^9/L，CRP 148.38 mg/L，诊断为"呼吸道感染；脓毒血症"，予对症治疗后患儿无发热，但有咽痛、咳嗽，复查CRP 116.58 mg/L，予头孢曲松、氨溴索治疗后病情好转，再次复查，CRP降至6.1 mg/L。2021年8月24日患儿再次出现发热，热峰37.5 ℃，外院诊断为急性上呼吸道感染，予头孢丙烯口服治疗后仍有发热，热峰39.5 ℃。2021年8月26日查血常规＋CRP示WBC 11.59×10^9/L，Hb 125 g/L，PLT 247×10^9/L，CRP 134.6 mg/L。2021年8月28日至广州市妇女儿童医疗中心急诊就诊，查CRP 155.1 mg/L，胸部X线正位片示双肺纹理增强，诊断为"脓毒血症"，予头孢曲松抗感染治疗后患儿仍有反复发热。2021年8月29日晨患儿咳嗽加重，无咳痰，无鼻塞、流涕。为进一步诊治，拟"脓毒血症；支气管炎"收入儿科急诊综合病房。自起病以来，患儿精神、反应可，胃纳欠佳，大小便正常，近期体重减轻1 kg。

◆ 既往史

患儿外院住院期间有阑尾炎病史，未予处理。

◆ 入院查体

T 37.1 ℃，P 110次/min，R 20次/min，BP 109/69 mmHg，体重 39 kg。神志清楚，精神、反应可，皮肤无皮疹、出血点、瘀点、瘀斑，头颅无畸形，面色稍苍白，口唇尚红润，未触及浅表淋巴结肿大。咽充血，咽峡部无疱疹，双侧扁桃体Ⅱ度肿大，表面可见滤泡，无脓疱、白膜。呼吸平顺，双肺呼吸音粗，双肺底可闻及少许湿啰音。心率110次/min，律齐，未闻及心脏杂音。腹平软，中上腹轻压痛，无反跳痛，肝脾肋下未触及，肠鸣音正常。四肢肌力、肌张力正常。生理反射存在，病理征未引出。四肢肢端暖，CRT 2 s。

◆ 实验室检查

血常规+CRP：WBC 8.5×10^9/L，N% 69%，L% 15%，M% 12%，PLT 268×10^9/L，Hb 108 g/L，CRP 137.77 mg/L（2021-8-28）。

ESR：108 mm/h。

凝血四项：Fib 8.1 g/L，余未见异常。

速诊生化：超敏-CRP 199.53 mg/L，Alb 38.8 g/L，TBA 10.8 μmol/L。

免疫六项：IgA 3.88 g/L，补体C3 1.72 g/L，余未见异常。

淋巴细胞亚群检测：NK细胞绝对计数 643.81 cells/μL。

PCT、自身抗体十八项、中性粒细胞功能检测：未见明显异常。

◆ 功能及影像学检查

白血病常规X线：结合临床，考虑支气管炎；头颅、腰椎、骨盆及右侧长骨骨质未见异常。

心电图：正常。

心脏彩超：三尖瓣反流（轻度）。

腹部B超：肝大，脾大，双肾较同龄儿大，余未见明显异常。

全腹部CT：脾稍大，副脾，余未见明显异常。

胸部CT：双侧锁骨上窝、纵隔及双侧肺门多发淋巴结肿大（最大者位于左侧肺门，短径约2.7 cm，增强扫描示轻度均匀强化）（图2-11-1）（2021-9-6）。

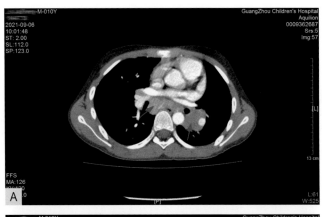

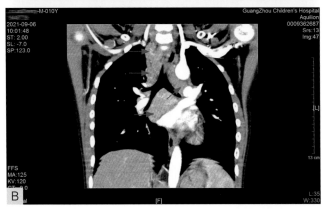

A. 增强扫描轴位；B. 增强扫描冠状位。

图2-11-1 本患儿胸部CT表现

纵隔、肺门及锁骨上窝多发肿大淋巴结（箭头）。

◆ **病理及病原学检查**

EB病毒DNA定量： 2.24×10^3 U/mL。

EB病毒抗体六项： EB病毒IgG抗体高亲合力 阳性，EBV核抗原NA-IgG 阳性，EBV壳抗原CA-IgG 阳性，余未见异常。

呼吸道病原体抗体九项： 肺炎支原体IgG抗体 阳性，余未见异常。

骨髓细胞学： 骨髓增生活跃，粒细胞系、红细胞系、巨核细胞系增生，血小板分布良好。

纵隔淋巴结病理： 结合免疫组化，符合卡斯尔曼病合并经典型霍奇金淋巴瘤（混合细胞型）（图2-11-2）（2019-9-29）。

咽拭子呼吸道病原体核酸、巨细胞病毒DNA定量、肥达试验、外斐反应、IGRA： 未见明显异常。

广州市妇女儿童医疗中心
Guangzhou Women and Children's Medical Center

病理图文诊断报告

病理号：▉▉▉▉▉

姓　名：▉▉▉	性　别：**男**	年龄：10岁
送检医院：儿童院区	送检科室：胸外科(儿)	住院号：▉▉▉▉▉
送检医师：▉▉▉	床　号：▉▉	送检日期：2021-09-26
门诊号：		

送检材料：**肿物**　　　　　临床诊断：纵隔淋巴结肿大(锁骨上、纵隔肺门淋巴结肿大)，EB病毒感染，发热(待诊)

大体所见： 肿物:不规则组织一块，大小为1.5cm×1.2cm×0.8cm，切面灰白，质中，全埋为1-2。

光镜所见： 送检淋巴结组织镜下见包膜局灶轻度增厚，淋巴滤泡结构部分尚存，可见少量淋巴滤泡，滤泡生发中心萎缩，可见血管伸入，副皮质区淋巴组织增生，其内散在异形大细胞，胞浆丰富，嗜双色性，核大，圆形或胚胎形，核仁大，并可见多核巨细胞及RS细胞，核分裂可见。间质少量玻璃样变性。
免疫组化（1号蜡块）：异形细胞CD30(+)，CK(-)，CD20/PAX5(弱+)，TdT(-)，BCL2(-)，BCL6(-)，ALK(-)，MUM-1(-)，CD34(脉管+)，CD3/CD5(T细胞+)，CD68(组织细胞+)，CD21(FDC网+)，Ki67(部分+)。
原位杂交：EBER(异形细胞+)

病理诊断： （纵隔淋巴结）结合免疫组化，符合卡斯尔曼病合并经典型霍奇金淋巴瘤（混合细胞型）。

图2-11-2　本患儿纵隔淋巴结病理活检报告

◆ **入院后诊疗经过**

入院后主任医师联合主治医师查房考虑：患儿为男性学龄期儿童，慢性病程，以发热为主要表现，无明显伴随症状，外院多次予抗生素治疗后炎症指标可降至正常，但停药约1周后再次出现发热，仍需要先考虑感染性发热，予头孢哌酮抗感染后患儿发热频率及热峰均较前减少与降低，故更支持感染可能，此前反复发热考虑与治疗疗程不足有关；患儿此次入院发热伴有明显咳嗽，加用阿奇霉素联合抗感染，但患儿同时有面色稍苍白、中上腹轻压痛、胃纳欠佳表现，注意血液肿瘤性疾病可能。经治疗，2021年8月31日患儿体温完全恢复正常，但咳嗽仍频繁，9月2日开始每天再次出现一过性发热，体温能自行降至正常，9月3日复查的血常规示炎症指标较前稍有下降，但下降缓慢，考虑感染未能控制可能性大，予升级抗生素，改用美罗培南。2021年9月6日患儿仍反复咳嗽，以刺激性咳嗽为主，偶可闻及高调金属音咳，当天予完善胸部CT平扫＋增强扫描，结果提示双侧锁骨上窝、纵隔及双侧肺门多发淋巴结肿大，双肺未见明显异常。予完善骨髓穿刺术，骨髓结果无明显异常，感染科及血液科会诊认为尚无证据支持患儿为恶性血液肿瘤性疾病，建议转至胸外科行肿大淋巴结活检术，并停用补液及抗生素治疗，继续观察病情。2021年9月9日科内疑难病例讨论结论：不排除肿瘤，建议家属完善胸腔镜下淋巴结活检术。2021年9月12日患儿转入胸外科，转科后患儿体温再次恢复正常，咳嗽较前好转，家属拒绝行淋巴结活检术，并于9月17日签字出院。患儿体温、CRP变化及药物使用情况见图2-11-3。

2021年9月19日患儿再次出现发热，体温最高39.3 ℃，予口服退热药后体温可降至正常。为进一步明确淋巴结肿大及发热原因，拟"纵隔淋巴结肿大；EB病毒感染；发热待查"将患儿收入胸外科。2021年9月26日患儿在全麻下接受纵隔淋巴结活检术，9月29术后病理结果提示（纵隔淋巴结）结合免疫组化，符合卡斯尔曼病合并经典型霍奇金淋巴瘤（混合细胞型）。与家属沟通病情后，于2021年10月4日起予患儿HL-2013 B方案化疗，化疗前后患儿纵隔变化情况见图2-11-4，12月15日开始予HL-2013 A方案化疗，2022年1月10日起予HL-2013 B方案化疗。随后患儿规律返院治疗及复查。

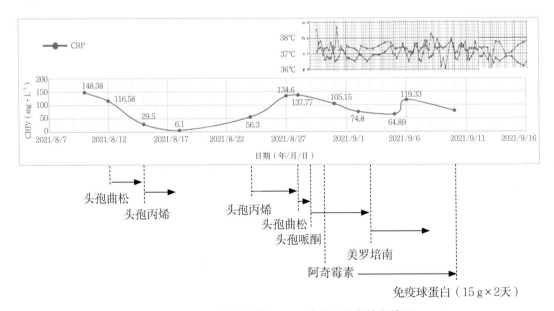

图2-11-3 本患儿体温、CRP变化及药物使用情况

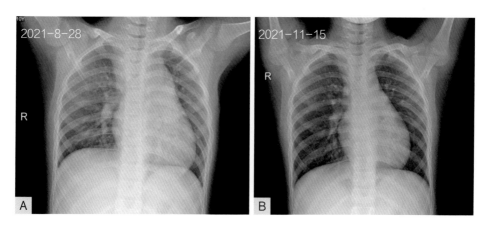

A. 化疗前，胸部X线仅提示双肺纹理增强；B. 化疗后复查，纵隔明显变窄，提示纵隔
淋巴结肿大情况较前好转。

图2-11-4　化疗前后本患儿胸部X线表现

{ 临床关键问题及处理 }

关键问题　患儿咳嗽、CRP反复升高的原因是什么？ EB病毒感染可否解释患儿整体病情？

本例患儿为学龄期儿童，以反复发热、咳嗽为主要表现，血象多次提示CRP升高，经正规抗菌治疗后发热稍有好转，但咳嗽症状未得到缓解，伴CRP水平反复波动。临床先考虑患儿是感染的可能性大，进一步完善病原学检查，提示外周血EB病毒DNA定量升高，但EB病毒抗体六项示患儿属于既往感染。从EB病毒感染相关疾病角度分析：①传染性单核细胞增多症可引起CRP升高，但症状好转后CRP反复波动的情况少见，加上患儿外周血无异型淋巴细胞、EB病毒抗体6项提示既往感染，此时虽有EB病毒DNA定量高的情况，但仍不支持原发感染的急性加重，考虑再激活的可能性大；②患儿无明显三系减少，无肝脾大，虽EB病毒DNA定量高，但EBV壳抗原CA-IgM、EBV核抗原NA-IgG均阴性，不支持噬血细胞性淋巴组织细胞增生症及慢性活动性EBV感染；③为患儿进行体格检查，其颈部及全身浅表淋巴结未有明显肿大，但仍不能排除EBV相关肿瘤，需积极寻找有无肿瘤证据。综上，从EB病毒感染角度不能解释患儿整体病情。

病程中患儿咳嗽症状明显，表现为刺激性咳嗽，但肺部听诊无明显干、湿啰音，抗感染治疗无效，考虑除肺部本身病变外，可能还合并气管受压，故予完善胸部CT检查，结果提示双侧锁骨上窝、纵隔及双侧肺门多发淋巴结肿大，据此患儿咳嗽的原因基本得到解释，并指示淋巴结病理活检以进一步明确肿大淋巴结的性质。后续纵隔淋巴结活检提示卡斯尔曼病合并经典型霍奇金淋巴瘤（混合细胞型）。据文献报道，高水平的IL-6可能是卡斯尔曼病合并霍奇金淋巴瘤的致病机制之一。肿瘤细胞分泌的IL-6诱导浆细胞旁分泌血管内皮生长因子以及受累淋巴结淋巴滤泡间的血管增生；而肝细胞在IL-6刺激下不断合成CRP，导致其水平反复升高。

———————————{ 背景知识介绍 }———————————

1. 霍奇金淋巴瘤

霍奇金淋巴瘤（HL）是一种来源于B淋巴细胞的恶性淋巴瘤，第1个发病高峰出现在儿童期，尤以男童多见，而年轻成年人发病率相对较低，第2个发病高峰出现在老年期。世界卫生组织的淋巴瘤分类将HL分为经典型霍奇金淋巴瘤（CHL）和结节性淋巴细胞为主型霍奇金淋巴瘤（NLPHL）。CHL（占90%~95%）比NLPHL更常见，可细分为4种亚型：

（1）结节硬化型经典型霍奇金淋巴瘤（NSCHL）：致密的胶原束把淋巴结分为多个结节。HRS细胞可能变异，称为陷窝细胞。

（2）混合细胞型经典型霍奇金淋巴瘤（MCCHL）：此亚型在10岁以下儿童患者中占20%，在青少年患者中占半数。经常伴有显著的嗜酸性粒细胞，易与非霍奇金淋巴瘤混淆。

（3）淋巴细胞消减型经典型霍奇金淋巴瘤（LDCHL）：儿童罕见。

（4）淋巴细胞丰富型经典型霍奇金淋巴瘤（LRCHL）：儿童罕见。

儿童HL的常见症状和体征包括淋巴结肿大、全身不适及纵隔肿块，80%~85%的儿科HL患者仅表现为淋巴结、脾受累。淋巴结肿大通常累及颈部、锁骨上和腋窝淋巴结。75%的HL患儿胸部X线检查发现纵隔肿块，这在12岁以上患儿中更常见，可引起吞咽困难、呼吸困难、端坐呼吸、咳嗽、喘鸣或上腔静脉综合征。此外，HL的非特异性全身性症状包括发热、乏力、厌食和体重减轻。晚期HL患者可能出现肝脾大。罕见情况下，患者表现为自身免疫性疾病，如自身免疫性溶血性贫血、血小板减少或中性粒细胞减少。

2. 卡斯尔曼病

卡斯尔曼病（CD）也称为血管滤泡性淋巴结增生，该病最早由Benjamin Castleman

发现并描述，是一种淋巴组织增生性疾病，目前病因及发病机制未明，临床分型包括单中心型卡斯尔曼病（UCD）和多中心型卡斯尔曼病（MCD）。约60%的UCD患者无临床症状，多在查体时发现单个区域淋巴结肿大，最常见的受累部位是纵隔、颈部、腹部和腹膜后，临床表现主要为肿大淋巴结压迫邻近组织器官所造成的呼吸困难、咳嗽等。而MCD更易出现发热、乏力、肝脾大等全身症状，主要通过淋巴结活检确诊。完全手术切除受累淋巴结是UCD治疗的金标准，几乎能达到治愈水平，极少数情况下，UCD包块因大小或位置所限而无法被切除，如非常接近主支气管或大血管的纵隔包块。对于此类患者可进行持续监测以稳定、局限病变范围，或使用利妥昔单抗，将肿块转变为可切除的病变。

有文献报道，卡斯尔曼病可以与淋巴瘤同时或先后确诊，其中UCD患者伴发淋巴瘤的风险低，而MCD具有恶变潜能，可能伴发霍奇金淋巴瘤、非霍奇金淋巴瘤。其中以经典型霍奇金淋巴瘤为主。目前认为卡斯尔曼病与HL相关的可能发病机制为：HL中里-施细胞与CD68$^+$的组织细胞均可分泌细胞因子IL-6，引起机体免疫调节异常，从而导致卡斯尔曼病的发生。此外也可能与EBV感染有关。有研究报道，1例38岁男性患者纵隔淋巴结活检诊断为卡斯尔曼病，化疗2个周期后未继续治疗，2年后出现全身淋巴结肿大，颈部淋巴结活检提示进展为HL，诊断为HL的病理标本和2年前诊断为卡斯尔曼病的病理标本的EBV均呈阳性，表明二者的发生可能与EBV感染有关。本例患儿的血液EB病毒DNA定量相对较高，与文献报道相符。

3. EB病毒感染与淋巴瘤发生

EB病毒是传染性单核细胞增多症的病原体，成年人EB病毒感染率为90%～95%，EB病毒感染与许多HL病例有关，发达国家CHL病例中有25%～50%呈EB病毒阳性，EB病毒阳性率在不同组织学亚型中有差异。B淋巴细胞相关HL的触发因素尚不明确，可能为EB病毒感染是潜伏性感染，即病毒不会复制，病毒基因组以游离基团形式存在，即与染色体DNA分离的环形结构，其基因产物可能替代了发生HL所需的某种遗传改变，其中一些基因可能造成了信号传递异常、细胞凋亡受抑制和HRS细胞免疫逃避，导致EBV感染的潜伏B淋巴细胞发生了瘤变。若为淋巴瘤，为何患儿早期抗感染治疗间断有效？还是疾病特点就表现为间断发热？这些问题都值得思考与研究。

点评

部分卡斯尔曼病病例可伴有淋巴瘤的发生，在部分淋巴瘤病例中又会出现卡斯尔曼病样的形态学特征，因此在诊断卡斯尔曼病前需排除有无合并淋巴瘤，必要时行免疫组化和分子检测以协助诊断，同时对患者密切随访，关注有无淋巴瘤转化。

（李素云　沈君　赖茜　李佩青）

参考文献

［1］常玉，李文生，孙瑞芳. Castleman病与淋巴瘤相关性研究进展［J］. 现代肿瘤医学，2022，30（10）：1883-1886.

［2］艾军红，谢正德，申昆玲. EB病毒及儿童EB病毒相关疾病［J］. 中华实用儿科临床杂志，2016，31（22）：1683-1686.

［3］高怡瑾. 儿童和青少年霍奇金淋巴瘤临床研究进展［J］. 中华实用儿科临床杂志，2016，31（3）：161-165.

［4］罗可欣. 36例儿童霍奇金淋巴瘤的临床特征及预后因素分析［D］. 石家庄：河北医科大学，2021.

［5］CARBONE A，BOROK M，DAMANIA B，et al. Castleman disease［J］. Nat Rev Dis Primers，2021，7（1）：84.

［6］DISPENZIERI A，FAJGENBAUM D C. Overview of Castleman disease［J］. Blood，2020，135（16）：1353-1364.

［7］SHANBHAG S，AMBINDER R F. Hodgkin lymphoma：a review and update on recent progress［J］. CA Cancer J Clin，2018，68（2）：116-132.

第十二节 朗格汉斯细胞组织细胞增生症

题记

朗格汉斯细胞组织细胞增生症好发于儿童期，临床表现广泛，可从仅侵犯单个器官或系统到多系统受累并造成重要脏器功能损害。本节介绍1例以发热、肝脾大伴长骨损害为主要临床表现的朗格汉斯细胞组织细胞增生症病例，强调积极寻找病灶的重要性。

{ 病史摘要 }

患儿，男性，1岁5个月，于2022年6月10日入院。

◆ 主诉

发热1月余。

◆ 现病史

患儿1月余前无明显诱因出现发热，热峰39 ℃，无寒战、畏寒，无咳嗽、咳痰，无鼻塞、流涕，无喘息，无发绀，无抽搐，无眼红、唇红，无皮疹等不适，予阿奇霉素、头孢克洛、小儿柴桂颗粒、布洛芬等治疗后，患儿热退，热退后精神、胃纳可，但发热易反复，发热间隔约8小时。2022年5月17日起患儿热峰较前下降，发热间隔时间较前延长，体温最高38.3 ℃，可自行降至正常，每天发热1～2次。2022年5月20日至5月25日于当地妇幼保健院住院治疗，查血常规＋CRP示WBC 20.28×10⁹/L，L% 75%，Hb 81 g/L，CRP 25.9 mg/L；肺炎支原体IgM抗体阳性；胸部X线示支气管肺炎。予头孢曲松（2022-5-21至2022-5-24）及阿奇霉素（2022-5-22至2022-5-25）抗感染、琥珀酸铁补铁等治疗，患儿仍有反复中低热。2022年5月25日转至广州市妇女儿童医疗中心某病房住院治疗，入院后患儿仍有反复发热，热峰40 ℃，5月26日白血病常规X线示左侧股骨骨干占位，考虑良性病变可能性大，建议完善MRI。2022年5月26日及5月31日行骨髓细胞学检查，结果提示骨髓增生明显活跃，可见较多异常淋巴细胞，组织细胞吞噬现象可见。先后予头孢哌酮（2022-5-25至2022-5-29）、美罗培南（2022-5-29至2022-6-3）抗感染，输注红细胞混悬液0.5 U（2022-5-29）纠正贫血，患儿仍有反复发热，建议完善大腿MRI，必要时行病灶病理活检，但家属因经济原因，要求签字出院。出院后患儿仍有反复发热，以高热为主，偶有咳嗽、咳痰，再次至广州市妇女儿童医疗中心就诊，查血常规＋CRP示WBC 12.2×10^9/L，Hb 71 g/L，N％ 52%，CRP 106.82 mg/L。为进一步诊治，拟"发热待查；股骨病变（左侧股骨骨干占位）；社区获得性肺炎（非重症）；贫血"收入儿科急诊综合病房。自起病以来，患儿精神、反应一般，胃纳一般，2~3天排1次大便，小便正常，体重未见明显改变。

◆ 既往史

既往体健，无特殊。

◆ 入院查体

T 37.8 ℃，P 127次/min，R 32次/min，BP 90/56 mmHg，体重 9 kg。神志清楚，精神、反应一般。贫血貌，颈部可触及数颗肿大淋巴结，最大者约2 cm×1 cm，质中，活动度可。双睑结膜及口唇苍白，双侧瞳孔等大等圆，约2.5 mm，对光反射灵敏。咽充血，扁桃体Ⅰ度肿大，未见疱疹及分泌物。三凹征阴性，呼吸平顺，双肺呼吸音粗，未闻及明显干、湿啰音。心律齐，未闻及杂音。腹平软，按压腹部无哭闹，肝肋下2 cm可触及，质韧，脾肋下4 cm可触及。四肢肌力、肌张力正常。生理反射存在，病理征未引出。四肢肢端暖，CRT＜2 s。

◆ 实验室检查

• 2022年5月25日入院后检查

血常规＋CRP：WBC 10.1×10^9/L，N％ 26%，L％ 63%，Hb 73 g/L，PLT 271×10^9/L，异型淋巴细胞 3%，CRP 22.23 mg/L。

生化：ALP 578 U/L，GGT 197 U/L，LDH 528 U/L，Alb 36.4 g/L。

PCT：0.15 ng/mL。

凝血四项、血气＋电解质：未见明显异常。

• 2022年6月10日入院后检查

血常规＋CRP：WBC 12.2×10^9/L，N％ 52%，L％ 31%，Hb 71 g/L，PLT 210×10^9/L，中性杆状核粒细胞 3%，CRP 106.82 mg/L。

◆ 功能及影像学检查

• 2022年5月25日入院后检查

　　白血病常规X线：左侧股骨骨干占位，考虑良性病变可能性大，建议完善MRI（图2-12-1）。

　　颈部淋巴结＋腹部B超：双侧颈部淋巴结增大；脾脏增大，肝、胆、胰腺声像未见明显异常。

　　胸部CT：支气管肺炎。

　　头颅＋垂体MRI：头颅、垂体平扫＋增强扫描未见明显异常。

　　●2022年6月10日入院后检查

　　大腿MRI：双侧股骨、髂骨、坐骨及耻骨骨髓腔内弥漫异常信号，以左侧股骨为著（图2-12-2），双侧大腿、膝关节周围软组织肿胀，考虑系统性疾病，白血病待排。

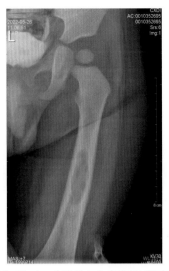

图2-12-1　本患儿白血病常规X线表现
左侧股骨中段见类椭圆形骨质破坏。

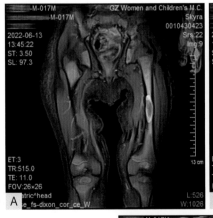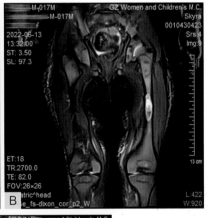

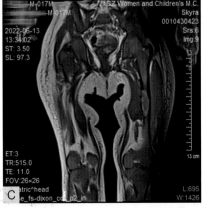

A．T1WI示左侧股骨中段类椭圆形肿物，呈等、稍高信号；B．T2WI示左侧股骨中段病灶呈不均匀高信号；C．增强扫描示左侧股骨中段病灶明显不均匀强化，以边缘强化为著。

图2-12-2　本患儿左侧大腿MRI表现

腹部CT：肝脾大，肝内胆管轻度扩张，肝内格利森鞘水肿；腹膜后及盆腔多发肿大淋巴结；副脾结节；盆腔少量积液（图2-12-3）（2022-6-21）。

基因检测：*CEP72*基因；SNP检测位点为rs924607；基因型为TC（杂合突变）；*BRAF* c.1799 T > A 阳性（图2-12-4）。

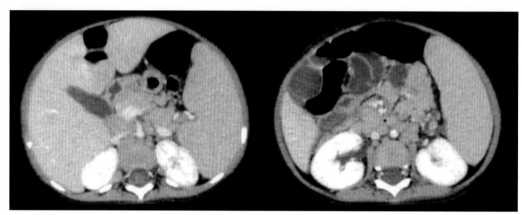

图2-12-3 本患儿腹部CT表现

肝脾大，肝内格利森鞘水肿，腹膜后多发肿大淋巴结。

血液病基因突变检测A 0

检测内容：*CEP72* SNP检测
检测方法：PCR、基因测序
检测结果：*CEP72*基因；SNP检测位点：rs924607；基因型：TC（杂合突变）。

*CEP72*基因编码中心体蛋白72，该蛋白参与微管的形成。*CEP72*启动子区中的遗传多态性（rs924607）与长春新碱相关周围神经病变风险和严重性增加相关。人体神经细胞和白血病细胞中*CEP72*表达降低可增加他们对长春新碱的敏感性，从而使其毒性增加。鉴于*CEP72*启动子区的遗传多态性与长春新碱相关外周神经病变风险和严重性增加有关，*CEP72* rs924607多态性的检测可以为长春新碱的使用提供一个较安全的剂量基础。其中携带rs924607 T/T基因型的患者发生神经病变的比例高于携带C/C或C/T基因型的患者，且神经病变的症状也更严重。

血液病基因突变检测B 0

检测结果：
检测基因：*BRAF* c.1799T>A
样本类型：白片
融合拷贝数（FAM）：4720
内参拷贝数（VIC）：26160
融合比例FAM/VIC：15.28%
结果判定：阳性

临床释义*BRAF*基因是人类最重要的原癌基因之一，编码的蛋白属于RAF家族的丝氨酸/苏氨酸蛋白激酶，在调控丝裂原活化蛋白激酶（MAPK）级联反应中起关键作用，调节细胞功能相关基因的表达，对肿瘤的生长、增殖和侵袭转移至关重要（PMID:15520807, PMID:24202393）。*BRAF*是Ras/Raf/MAP激酶途径的下游中间产物之一，在黑色素瘤中的发生频率高，在大肠癌、卵巢肿瘤、肺癌和甲状腺癌中也发现了*BRAF*突变；而在AML患者以及浆细胞白血病或多发性骨髓瘤患者中，*BRAF*基因突变较低（PMID:12068308, PMID:12931219, PMID:12529696）。

图2-12-4 本患儿血液病基因突变检测

◆ 病理及病原学检查

• 2022年5月25日入院后检查

骨髓细胞学: 骨髓增生明显活跃,可见较多异常淋巴细胞,组织细胞吞噬现象可见(2022-5-26)。

骨髓细胞学: 骨髓增生明显活跃,粒细胞系、巨核细胞系增生,红细胞系增生明显,可见部分异常淋巴细胞,考虑异型淋巴细胞,组织细胞吞噬现象可见(2022-5-31)。

咽拭子呼吸道病原体核酸、呼吸道病原体抗体九项、EB病毒DNA定量、血培养、骨髓免疫分型: 未见明显异常。

• 2022年6月10日入院后检查

骨髓腔肿物病理: (左股骨骨髓腔肿物)结合免疫,符合朗格汉斯细胞组织细胞增生症(图2-12-5)。

广州市妇女儿童医疗中心
Guangzhou Women and Children's Medical Center
病理图文诊断报告

病理号:

姓 名:		性 别	男	年龄	1岁5月
送检医院:儿童院区		送检科室:	骨科一组(儿)	住院号:	
送检医师:		床 号:		送检日期:	2022-06-21
门诊号:					

送检材料: **骨髓腔肿物**	临床诊断: 股骨病变(左侧股骨骨干占位),脓毒血症,社区获得性肺炎(非重症),贫血,低蛋白血症

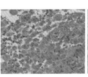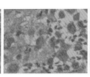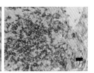

大体所见: 1.左股骨骨髓腔肿物:灰褐色碎组织一堆,直径0.6cm,质软,全埋。

光镜所见: 送检破碎组织全埋制片,镜下见多量多边形细胞增生,核圆或椭圆,胞浆丰富,未见明显异型,散在较多嗜酸粒细胞浸润。肿瘤无包膜,脉管内未见明确瘤栓。

免疫组化:CD1a+,S100+,Langerin+,CD68+,INI1+,ALK-,CD30-,BRAF-,SATB2-,Des-,Ki67活跃处约20%+。

病理诊断: (左股骨骨髓腔肿物)结合免疫,符合朗格汉斯细胞组织细胞增生症。

报告日期: 2022-06-24　报告医师: 　审核医生:

图2-12-5　本患儿骨髓腔肿物病理活检报告

◆ 入院后诊疗经过

2022年5月25日患儿第一次在广州市妇女儿童医疗中心某病房住院，予头孢哌酮（2022-5-25至2020-5-29）抗感染，疗效欠佳，仍有反复发热。2022年5月29日予升级抗生素，使用美罗培南（2022-5-29至2022-6-3）加强抗感染并输注红细胞混悬液（2022-5-29）纠正贫血，患儿体温仍未得到控制。2022年5月26日行白血病常规X线检查，结果提示左侧股骨骨干占位，考虑良性病变可能性大（图2-12-1），并于当天完善骨髓细胞学检查，结果提示骨髓增生明显活跃，可见较多异常淋巴细胞，组织细胞吞噬现象可见。为进一步明确异常淋巴细胞来源，2022年5月31日复查骨髓细胞学并完善骨髓免疫分型，结果提示骨髓增生明显活跃，粒细胞系、巨核细胞系增生，红细胞系增生明显，可见部分异常淋巴细胞，考虑异型淋巴细胞，组织细胞吞噬现象可见。骨髓免疫分型中国抗癌协会小儿肿瘤专业委员会（CCCG）协作组示骨髓中各群细胞免疫表现未见明显异常。为进一步明确病灶性质，建议患儿完善大腿MRI，必要时行病灶病理活检，但家属因经济原因，决定签字出院。

出院后患儿仍有反复高热，2022年6月10日再次入院并于2022年6月13日完善大腿MRI平扫＋增强扫描，结果提示双侧股骨、髂骨、坐骨及耻骨骨髓腔内弥漫异常信号，以左侧股骨为著，双侧大腿、膝关节周围软组织肿胀，考虑系统性疾病，白血病待排（图2-12-2）。2022年6月21日行腹部CT检查，结果提示肝脾大，肝内胆管轻度扩张，肝内格利森鞘水肿；腹膜后及盆腔多发肿大淋巴结；副脾结节；盆腔少量积液（图2-12-3）。考虑患儿多系统受累，股骨干病灶性质是明确诊断的关键，但两次骨髓细胞学检查均无明显阳性发现，有病灶活检指征，诊疗团队遂联系骨科团队于2022年6月22日为患儿行左侧股骨病变切开活检术，病理报告提示（左股骨骨髓腔肿物）结合免疫，符合朗格汉斯细胞组织细胞增生症（图2-12-5）。请血液科会诊，明确患儿诊断为朗格汉斯细胞组织细胞增生症。2022年6月29日患儿转血液肿瘤科接受进一步诊疗，查血液病突变基因检测示CEP72基因；SNP检测位点为rs924607；基因型为TC（杂合突变）；BRAF c.1799T＞A 阳性（图2-12-4）。该基因检测结果提示患儿化疗药物长春碱类相关周围神经病变的风险相对较低。2022年7月12日开始予患儿JLCH-96方案的第1疗程Arm A方案［阿糖胞苷 100 mg/m²，2022-7-12至2022-7-16；长春地辛 3 mg/m²，2022-7-12；甲泼尼龙 2 mg/（kg·d），2022-7-12至2022-7-16］化疗，其间复查血常规，结果无明显异常。2020年7月26日及8月12日分别再次为患儿进行化疗，8月17日复查胸腹部CT，结果提示肝脾大较前减轻（图2-12-6）。之后患儿一直在血液肿瘤科接受规律化疗，最后一次化疗时间是2023年4月13日，过程顺利。

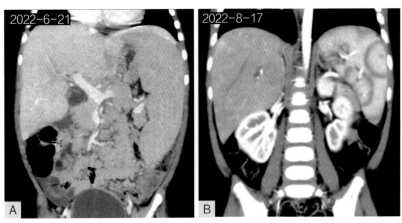

A. 化疗前，腹部CT示肝脾大；B. 化疗后复查，肝脾大较前减轻。

图2-12-6 化疗前后本患儿肝脾CT表现

———————{ 临床关键问题及处理 }———————

关键问题 患儿发热的病因是什么?

患儿发热病程长，伴外周血白细胞、CRP明显升高及贫血，外院正规抗感染治疗无效，患儿在广州市妇女儿童医疗中心第一次住院期间按发热待查分阶段诊疗流程检查，未发现可解释总体病情的病原体，临床考虑免疫或肿瘤性疾病可能性大。因血液肿瘤性疾病及免疫性疾病常累及骨关节，遂于2022年5月25日为患儿完善白血病常规X线检查，结果提示左侧股骨骨干占位。诊疗团队认为股骨干病灶很可能是患儿发热的病因所在，问题在于如何确定该病灶性质。遂先后于2022年5月26日及5月31日为患儿行骨髓细胞学检查，5月31日同时完善骨髓免疫分型，但除发现不明来源的异型淋巴细胞外，没有发现特异性肿瘤细胞。想要进一步明确病灶性质，病灶病理活检是最直接的方法，但家属因经济原因，选择签字出院，未能及时完善病灶病理活检。2022年6月10日患儿再次入院，完善大腿MRI平扫＋增强扫描，结果提示双侧股骨、髂骨、坐骨及耻骨骨髓腔内弥漫异常信号，考虑全身系统病变，并于6月22日接受左侧股骨病变切开活检术，病理报告提示（左股骨骨髓腔肿物）结合免疫，符合朗格汉斯细胞组织细胞增生症。至此，患儿朗格汉斯细胞组织细胞增生症的诊断明确，其发热症状正是该病所致，随后患儿转至血液肿瘤科接受进一步诊疗。

──────{ 背景知识介绍 }──────

朗格汉斯细胞组织细胞增生症（LCH）是以单核巨噬细胞系统中朗格汉斯细胞克隆性增殖为特征的疾病，发病率为4/100万～8/100万。目前认为，该病病因是细胞因子、趋化因子和炎性浸润细胞三者之间相互作用最终形成免疫耐受导致病变的无限增殖。另外，已在超过半数的LCH患者中检测出以$BRAF$ V600E为主的致癌基因突变，高度支持LCH是一种克隆性肿瘤性疾病，其被定义为炎性髓系肿瘤。

LCH的临床表现广泛，根据病变部位及浸润风险器官的不同分为单系统LCH（SS-LCH）、无风险器官浸润的多系统LCH（MS-LCH）和风险器官浸润的多系统LCH（RO-MS-LCH）。风险器官为：肝脏（右锁骨中线肋缘下≥3 cm，有或无功能障碍）；脾脏（左锁骨中线肋缘下方≥2 cm）；骨髓（Hb<100 g/L和/或WBC<4×10^9/L和/或PLT<100×10^9/L）。肺不再被列为风险器官。LCH病变好发部位依次是骨（80%）、皮肤（33%）、垂体（25%）、肝（15%）、脾（15%）、造血系统（15%）、肺（15%）、淋巴结（5%～10%）以及不包括垂体的中枢神经系统（2%～4%）。SS-LCH以骨骼和皮肤病变为主，骨病以颅骨溶骨性改变和局部无痛或疼痛性软组织肿块为主，X线表现与多发性骨髓瘤相似，为单个或多个溶骨性缺损伴骨膜反应。皮肤病变最常见于2岁以下儿童，孤立性病变少见，与发热、肝脾大、骨损伤和肺损伤相关的皮肤病变是MS-LCH的常见表现，皮损多见于躯干、头面部，表现为红斑、丘疹、脓疱、瘙痒，伴或不伴鳞屑，结痂或紫癜与脂溢性皮炎或湿疹性红斑相似，亦可表现为黄色瘤、荨麻疹和白癜风样病变。罕见侵犯指甲，表现为甲下脓疱、出血或角化过度、紫癜性皮纹、脓性分泌物、纵向开槽、甲剥离、甲沟炎和甲凹陷。LCH也可能涉及中枢神经系统病变，侵犯下丘脑-垂体轴会引起尿崩症、生长激素缺乏症和神经退行性疾病，MRI表现为垂体柄肿块或增厚、垂体后叶缺乏正常增强。

SS-LCH的治疗取决于发病部位。骨骼是LCH最常被累及的单个器官，当病变累及额骨、顶骨、枕骨和其他骨骼形成单灶性病变时，可通过刮除术、病灶内注射糖皮质激素或低剂量辐射治疗达到根治。对于皮肤的孤立结节性病灶也可考虑行手术切除或刮除术，但不建议用于多发及泛发皮损的患者。MS-LCH的治疗普遍以化疗为主。长春碱联合泼尼松龙，即VP方案，是目前国际上化疗的标准方案。对VP方案化疗无效的高危型LCH，可尝试以高剂量的克拉屈滨（cladribine）、阿糖胞苷和氯法拉滨

（clofarabine）等多药组合化疗或造血干细胞移植治疗为主的抢救治疗。另外，分子靶向治疗已经成为LCH最新的治疗研究热点，目前可用于治疗LCH的靶点药物有维罗非尼（vemurafenib）、达拉非尼（dabrafenib）和曲美替尼（trametinib），但上述药物的治疗周期、远期疗效和不良反应仍需要更深入的研究。

点评

本例患儿临床主要表现为原因不明的发热，由于年龄小，骨骼疼痛或运动受限等症状不典型，导致临床很难早期识别及判断是否有长骨受累。幸运的是，诊疗团队根据发热待查分阶段诊疗流程为患儿完善白血病常规X线检查，发现长骨病灶，并从骨骼病变角度出发积极寻找病因，最终让患儿得以确诊。因此，对于症状及定位体征不明的且累及血液系统的发热待查患儿，可常规行骨骼X线检查以判断有无骨关节受累。

（李素云　沈君　赖茜　田金生）

参考文献

［1］范枝俏，潘耀柱，刘萍，等.朗格汉斯细胞组织细胞增生症的研究进展［J］.中国实验血液学杂志，2020，28（1）：354-358.

［2］方凯弘，徐倩玥，余红.儿童朗格汉斯细胞组织细胞增生症病因和治疗进展［J］.临床儿科杂志，2019，37（3）：228-232.

［3］ECKSTEIN O S，VISSER J，RODRIGUEZ-GALINDO C，et al. Clinical responses and persistent *BRAF* V600E（＋）blood cells in children with LCH treated with MAPK pathway inhibition［J］.Blood，2019，133（15）：1691-1694.

［4］KROOKS J，MINKOV M，WEATHERALL A G. Langerhans cell histiocytosis in children：history，classification，pathobiology，clinical manifestations，and prognosis［J］.J Am Acad Dermatol，2018，78（6）：1035-1044.

第十三节 继发性噬血细胞性淋巴组织细胞增生症

{ 题记 }

噬血细胞性淋巴组织细胞增生症（HLH），又称噬血细胞综合征，是儿科疾病中较为凶险的疾病，进展迅速，预后差。继发性HLH可由感染、恶性肿瘤、自身免疫性疾病等多种因素引起，治疗较为复杂，需兼顾原发病及HLH进行治疗。本节介绍2例继发性HLH病例，这2例病例经临床积极救治均收到良好疗效。

病例一

{ 病史摘要 }

患儿，男性，3岁7个月，于2021年11月15日入院。

◆ **主诉**

反复发热近20天，皮疹3天。

◆ **现病史**

患儿20天前开始出现反复发热，热峰达40.4 ℃，夜间明显，伴肢体抖动，无抽搐，无咳嗽、咳痰，偶有流涕，无鼻塞，无呕吐、腹泻等，分别于2021年10月31日至11月4日、11月5日至11月6日、11月7日至11月14日在外院住院治疗，检查提示感染指标稍高（WBC 15.15×10^9/L，CRP 48.49 mg/L），呼吸道病原体核酸、血培养阴性；心脏超声未提示明显异常；胸部CT示两肺纹理增粗，主动脉弓下方处及右侧主支气管后内缘短棒状高密度影，需鉴别异物与钙化；腹部CT示腹腔小肠管多发扩张积液，不排除炎症性肠病。住院期间予头孢哌酮、地塞米松等对症治疗，患儿体温可间断维持正常4～5天，但仍有反复。3天前患儿躯干部出现粟粒状皮疹，皮疹突出皮面，压之褪色，伴皮肤潮红、瘙痒，发热时严重，热退后好转，无咳嗽，无呕吐、腹泻等不适。2021年11月14日就诊于广州市妇女儿童医疗中心门诊，查血常规＋CRP示WBC 22.2×10^9/L，N% 73%，L% 22%，Hb 122 g/L，PLT 278×10^9/L，CRP 20.37 mg/L，考虑患儿存在感染，故予头孢哌酮抗感染及退热、补液等治疗，患儿仍有反复发热。

为进一步诊治，拟"发热待查；皮疹"收入儿科急诊综合病房。病程中，患儿发热时精神疲倦，热退后精神、反应良好，胃纳可，无腹痛、腹胀，大小便正常。

◆ 既往史

既往体健，无特殊。

◆ 入院查体

T 36.5 ℃，P 116次/min，R 25次/min，BP 92/61 mmHg，体重17 kg。神志清楚，精神、反应好。颈软，无抵抗。双侧颈部、腹股沟扪及数颗黄豆大小淋巴结，最大者约1 cm×1 cm，质偏软，可移动，无明显融合，无触痛。躯干散在斑片状皮疹，压之褪色（图2-13-1）。咽部充血，双扁桃体Ⅰ度肿大，未见脓点、疱疹。呼吸平顺，双肺

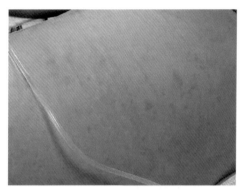

图2-13-1 本患儿躯干皮肤可见皮疹

呼吸音粗、对称，未闻及干、湿啰音。心音有力、律齐，未闻及杂音。腹平软，未触及包块，无压痛，肝脾肋下未触及，肠鸣音正常。四肢肢端暖，CRT 2 s。四肢肌力Ⅴ级，肌张力正常。病理征阴性。

◆ 实验室检查

速诊生化： 超敏-CRP 37.82 mg/L，LDH 406 U/L，余无明显异常（2021-11-15）。

PCT： 0.42 ng/mL。

免疫六项： IgG 12.70 g/L，IgA 1.62 g/L，IgM 1.99 g/L，IgE 654 U/mL，补体C3 1.69 g/L，补体C4 0.45 g/L。

EB病毒抗体六项： EBV壳抗原CA-IgG 阳性，EBV核抗原NA-IgG 阳性，EB病毒IgG抗体高亲合力 阳性，余未见异常。

铁蛋白： 1776 ng/mL（2021-11-17）。

自身抗体十八项、自身免疫三项、血管炎四项、脑脊液常规＋生化： 未见明显异常。

◆ 功能及影像学检查

胸腹部X线： 双肺纹理增强，请结合临床考虑；腹部正位片未见明显异常。

心脏彩超： 大致正常心动图。

胸部＋全腹部CT平扫（外院影像学会诊）： 主动脉弓下方有一条状高密度影，考

虑动脉韧带钙化，余胸部CT扫描未见明显异常；部分小肠肠壁略增厚，请结合临床考虑，必要时行增强扫描；肝、胆、胰及脾脏CT平扫未见明显异常。

腹部MRI：肝、胆、脾、胰双肾平扫及增强扫描未见明显异常，扫描视野所见肠管肠壁未见明显异常增厚及强化。

◆ 病理及病原学检查

外周血病原微生物高通量测序：鲍曼不动杆菌，特异序列数1；肺炎克雷伯菌，特异序列数1；人巨细胞病毒，特异序列数1（图2-13-2）。

原核微生物						
属（Genus）			种（Species）			
类型	属名	序列数	种名	特异序列数	相对丰度	覆盖度
G-	不动杆菌属 Acinetobacter	9	鲍曼不动杆菌 Acinetobacter baumannii	1	0.01%	0.00%
G-	克雷伯氏菌属 Klebsiella	1	肺炎克雷伯菌 Klebsiella pneumoniae	1	0.00%	0.00%

病毒					
类型	种名	型/亚型	特异序列数	相对丰度	覆盖度
dsDNA	人巨细胞病毒 Human cytomegalolirus	—	1	0.11%	0.03%

真核微生物						
属（Genus）			种（Species）			
类型	属名	序列数	种名	特异序列数	相对丰度	覆盖度
样本未检出明确致病真核微生物						

图2-13-2 本患儿外周血病原微生物高通量测序报告

骨髓细胞学：骨髓增生稍低下，粒细胞系尚增生，红细胞系、巨核细胞系增生低下，血小板少见。

咽拭子呼吸道病原体核酸、呼吸道病原体抗体九项、EB病毒DNA定量、IGRA、血培养、中段尿培养、大便培养：未见明显异常。

◆ 入院后诊疗经过

入院后第一次主治医师查房，根据患儿"反复发热、皮疹"的主要表现，查体发现的双侧颈部、腹股沟数颗黄豆大小淋巴结和躯干及腹股沟的密集粟粒状皮疹，再结合患儿病史、辅助检查、其他临床表现，考虑患儿发热原因如下。①免疫炎症性疾病：患儿腹部CT示小肠壁增厚，要注意是否存在炎症性肠病，但既往大便频率及性状无明显异常，病程中无诉腹痛，不完全支持；②感染性疾病：患儿白细胞、CRP等炎症指标均升高，这在临床常由感染原因造成，但结合外院及本院检查，感染原、感染灶尚不明确，且外院使用足够疗程抗生素后疗效不显著，又不是十分支持感染性疾病这个方向的诊断。入院第3天（2021-11-17）主任医师查房，患儿反复发热，以高热为主，热退后精神、反应好，辅助检查提示白细胞、CRP、血清铁蛋白等炎症指标均升高，外院CT提示小肠壁增厚，目前考虑免疫性疾病可能性最大，注意完善自身抗体十八项、自身免疫三项、血管炎四项、IGRA等检查，注意复查血常规、血清铁蛋白等炎症指标，动态观察病情发展过程，注意免疫性、炎症性疾病引起的HLH可能，进一步完善病原微生物高通量测序以明确是否存在感染原，完善骨髓穿刺以初步排除血液病可能，追踪腹部MRI结果。后腹部MRI结果回报，基本排除肠道病变，结合患儿无腹泻、腹痛等症状，炎症性肠病诊断暂不成立，但仍优先考虑免疫性疾病。请免疫科会诊，意见如下：患儿以反复发热及热时皮疹为主要表现，热退后皮疹有消退，外周血白细胞、CRP升高，白细胞以中性粒细胞为主，未找到明确病原体，予积极抗感染及对症处理，效果欠佳，外院曾予2次地塞米松抗炎治疗后热退2~3天，停用后发热再反复，治疗上同意目前处理，建议完善骨髓穿刺检查以排除血液系统疾病，目前情况暂不能排除全身型幼年特发性关节炎。入院第7天（2021-11-21）进行科内疑难病例讨论，排除了颅内感染、血液肿瘤性疾病，结合免疫科会诊意见，考虑患儿目前的诊断为全身型幼年特发性关节炎，治疗上予甲泼尼龙（1 mg/kg q12h）抗炎。治疗第4天（2021-11-24），患儿再次发热并出现三系减少（WBC $3.3×10^9$/L，中性粒细胞绝对值$0.22×10^9$/L，Hb 95 g/L，PLT $103×10^9$/L），予大剂量甲泼尼龙（15 mg/kg）冲击治疗3天，患儿体温好转，复查的血常规示中性粒细胞数（$0.31×10^9$/L）较前稍回升，但血红蛋白（83 g/L）及血小板数（$71×10^9$/L）进一步下降，同时查生化（ALT 777 U/L，AST 864 U/L，LDH 2185 U/L，Alb 31 g/L）、血脂［总胆固醇（TC）5.21 mmol/L、甘油三酯（TG）4.1 mmol/L］、凝血功能（Fib 1.55 g/L、D-二聚体 6.41 mg/L）、铁蛋白（>16 500 ng/L）均提示有明显异常，再次请免疫科会诊后转免疫科行进一步治疗。免疫科予激素减量，加用环孢素联合抗炎，患儿病情逐渐平稳，并于2021年12月10日出院，现免疫科门诊随诊。

───────{ 临床关键问题及处理 }───────

关键问题1　患儿发热的病因是什么?

患儿因"反复发热近20天,皮疹3天"入院。临床以反复发热伴热时皮疹为主要表现,热退后皮疹有消退,曾在外院予2次地塞米松抗炎治疗后热退2~3天,停用后发热再反复。入院后积极寻找感染证据,外周血白细胞、CRP升高,白细胞以中性粒细胞为主,未找到明确病原体,并予正规抗感染治疗无效。临床高度怀疑全身型幼年特发性关节炎,本病例符合儿童风湿病国际试验组织SJIA诊断标准,即原因不明的发热持续2周以上,伴可消退红斑性皮疹、全身淋巴结肿大、白细胞增多($\geqslant 15 \times 10^9$/L)(以中性粒细胞增多为主)。请免疫科会诊,考虑不排除全身型幼年特发性关节炎,建议完善相关检查以进一步鉴别血液肿瘤性疾病。考虑免疫性疾病确诊前需排除感染、肿瘤性疾病及其他发热性疾病,临床诊疗团队遂于2021年11月20日为患儿完善外周血病原微生物高通量测序检查,结果提示鲍曼不动杆菌,特异序列数1;肺炎克雷伯菌,特异序列数1;人巨细胞病毒,特异序列数1(图2-13-2)。分析患儿临床表现与上述病原体感染所致表现不符,不能完全解释患儿总体发热病情,考虑上述病原体为定植菌或标本污染可能性大,不考虑现症感染。2021年11月21日予完善脑脊液检查,结果提示常规、生化均未见异常;骨髓细胞学示骨髓增生稍低下,粒细胞系尚增生,红细胞系、巨核细胞系增生低下,血小板少见。以上检查结果均提示暂无颅内感染及血液肿瘤性疾病证据。综上,患儿发热病因是SJIA的可能性最大,同时考虑患儿病程长,高热难退,机体全身炎症反应明显,病程进展可引起巨噬细胞活化,导致病情急剧恶化,因此诊疗团队讨论后决定在排除药物禁忌证后,予患儿甲泼尼龙抗炎及环孢素抑制免疫。经治疗,患儿病情逐渐好转。

关键问题2　SJIA诊治过程中需密切监测哪些相关指标以及时发现并发症?

SJIA为异质性疾病,起病以全身症状突出而缺乏关节炎证据,类似于自身炎症性疾病,有明显固有免疫异常而无自身抗体,部分患儿疗效差,且并发HLH。本患儿应用激素抗炎治疗后临床症状好转,但考虑患儿起病后全身炎症反应明显,不排除病情进展的可能,遂于开展治疗后仍积极监测血常规、生化、血脂、凝血功能、铁蛋白等指标。检查发现患儿三系减少,白蛋白降低,血脂、转氨酶、铁蛋白明显升高,凝血功能异常,考虑患儿并发HLH,遂迅速调整用药,予加大激素剂量,加用免疫抑制剂、护肝等治疗。经治疗，患儿血常规、生化、铁蛋白、凝血功能等指标均基本恢复正常，达到临床缓解状态。

病例二

{ 病史摘要 }

患儿，女性，3岁6个月，于2022年8月2日入院。

◆ 主诉

发热20余天。

◆ 现病史

患儿20余天前出现发热，热峰达41℃，口服退热药后体温可降至正常，但易反复，无流涕、咳嗽，无抽搐，无气促、发绀，无喘息，无呕吐，多次到当地医院就诊，口服药物治疗（具体用药情况不详）后，发热症状无好转。2022年7月29日至当地人民医院住院治疗3天，查血常规＋CRP示WBC 8.59×10^9/L，Hb 113 g/L，PLT 129×10^9/L，N% 19%，L% 74.8%，CRP 3.6 mg/L；生化示ALT 69 U/L，AST 77 U/L；PCT 0.35 ng/mL；心脏彩超示三尖瓣轻度反流；腹部B超示脾大，腹腔积液；头颅、胸部CT平扫示颅内未见明显异常，双侧胸腔少量积液。其间予头孢哌酮抗感染，疗效欠佳，患儿仍有反复发热，遂至广州市妇女儿童医疗中心门诊就诊。为进一步诊治，拟"发热待查"收入儿科急诊综合病房。自起病以来，患儿精神、反应可，睡眠、胃纳可，小便正常，体重无明显减轻。

◆ 既往史

平素易患呼吸道感染，约每月1次。

◆ 入院查体

T 37.3℃，P 28次/min，R 28次/min，BP 92/62 mmHg，体重 11.5 kg。神志清楚，精神、反应可，全身皮肤无皮疹。口唇稍苍白，咽部充血，扁桃体无肿大。颈软，无抵抗。呼吸平顺，双肺呼吸音粗，未闻及干、湿啰音。心律齐，心音有力，未闻及病理性杂音。腹平软，未见胃肠型及蠕动波，无压痛、反跳痛，肝肋下2 cm可触及，质韧，脾肋下4 cm可触及，质韧，肠鸣音正常。四肢肌张力正常，肌力Ⅴ级，肢端暖，CRT<2 s。生理反射存在，双侧巴宾斯基征可疑阳性。

◆ 实验室检查

血常规：患儿入院后血常规结果见表2-13-1。

表2-13-1　本患儿入院后血常规结果对比

日期	WBC/L^{-1}	中性粒细胞绝对值/L^{-1}	N/%	L/%	异型淋巴细胞/%	Hb/(g·L^{-1})	PLT/L^{-1}
2022-8-2	6.2×10^9	0.54×10^9	10	80	6	96	80×10^9
2022-8-3	2.8×10^9	0.37×10^9	13	81	—	90	75×10^9
2022-8-6	2.3×10^9	0.38×10^9	16	77	3	93	107×10^9
2022-8-8	3.4×10^9	0.3×10^9	8	80	4	84	91×10^9
2022-8-10	4.4×10^9	0.29×10^9	7	85	—	86	168×10^9
2022-8-12	4.2×10^9	0.54×10^9	13	69	—	89	267×10^9
2022-8-15	4.8×10^9	0.5×10^9	11	74	—	90	320×10^9

生化： 患儿入院后生化结果见表2-13-2。

表2-13-2　本患儿入院后生化结果对比

日期	ALT/(U·L^{-1})	AST/(U·L^{-1})	ALP/(U·L^{-1})	GGT/(U·L^{-1})	LDH/(U·L^{-1})
2022-8-3	259	448	515	167	1722
2022-8-8	179	203	638	251	669
2022-8-10	73	57	373	166	371
2022-8-15	56	52	315	134	284

日期	Alb/(g·L^{-1})	TBA/(μmol·L^{-1})	TC/(mmol·L^{-1})	TG/(mmol·L^{-1})	高密度脂蛋白胆固醇（HDL-C）/(mmol·L^{-1})
2022-8-3	33.9	47.5	2.75	4.69	0.32
2022-8-8	37	29.3	—	—	—
2022-8-10	51	7.8	—	—	—
2022-8-15	46.2	6	—	—	—

铁蛋白： 患儿入院后铁蛋白结果见表2-13-3。

表2-13-3　本患儿入院后铁蛋白结果对比

日期	铁蛋白/(ng·mL^{-1})
2022-8-3	10 454.1
2022-8-8	8807.4
2022-8-15	879.4

凝血四项：Fib 1.52 g/L，余未见异常。

D-二聚体：3.16 mg/L。

PCT：0.55 ng/mL。

淋巴细胞亚群检测：T淋巴细胞 90.48%（参考范围：50%~84%），辅助T淋巴细胞 24.36%（参考范围：30%~60%），抑制T淋巴细胞 63.01%（参考范围：13%~41%），B淋巴细胞 4.23%（参考范围：5%~18%），NK细胞 4.23%（参考范围：7%~40%）。

脑脊液常规+生化：未见明显异常。

细胞因子检测：sCD25 14 821 U/mL。

噬血蛋白四项：颗粒酶B表达率（NK细胞 99.93%，细胞毒性T淋巴细胞 99.88%）；穿孔素表达率（NK细胞 98.73%，细胞毒性T淋巴细胞 67.03%）；X连锁凋亡抑制蛋白（XIAP）表达率（NK细胞 88.42%，T淋巴细胞 85.18%）；SLAM相关蛋白（SAP）表达率（NK细胞 99.92%，细胞毒性T淋巴细胞 99.78%）。

感染EBV的淋巴细胞亚群检测：$CD4^+$T淋巴细胞 1.8×10^4，$CD8^+$T淋巴细胞 4.3×10^6，B淋巴细胞 7.3×10^4，NK细胞 1.1×10^5（每百万细胞EB病毒DNA拷贝）。

◆ 功能及影像学检查

心电图：窦性心动过速，ST-T正常。

心脏彩超：大致正常心动图。

腹部B超：肝轻度肿大，脾大，胆囊、胰未见明显异常，肠胀气，双肾未见明显异常，腹腔内未见明显积液。

胸腹部CT：双肺上叶尖段、左肺下叶前内基底段各有一纤维灶，肝脾大（图2-13-3），腹盆腔积液，余胆、胰CT平扫+增强扫描未见明显异常，双肾、膀胱CT平扫+增强扫描未见明显异常。

◆ 病理及病原学检查

EB病毒抗体六项：EBV壳抗原CA-IgG 阳性，EB病毒IgG 抗体低亲合力 阳性，余未见异常。

EB病毒DNA定量：患儿入院后EB病毒DNA定量结果见表2-13-4。

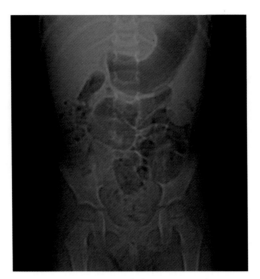

图2-13-3　本患儿胸腹部CT示肝脾大

表2-13-4　本患儿入院后EB病毒DNA定量结果对比

日期	EB病毒DNA定量/（U·mL^{-1}）
2022-8-2	7.92×10^4
2022-8-3	3.05×10^4
2022-8-15	2.29×10^3

骨髓细胞学： 骨髓增生明显活跃，粒细胞系、红细胞系、巨核细胞系增生，血小板少量散在分布，可见部分异常淋巴细胞，考虑异型淋巴细胞，吞噬现象较易见，请结合临床分析。

咽拭子呼吸道病原体核酸、血培养、骨髓培养： 未见明显异常。

◆ 入院后诊疗经过

入院后第一次主治医师查房，分析患儿病情如下。患儿，女性，3岁，亚急性病程，以发热为主要临床表现，发热时间长，查体示肝脾大，外院腹部B超、胸部CT示胸腔、腹腔少许积液，血常规示血红蛋白、血小板减少，生化示转氨酶、LDH等指标升高，现患儿病情复杂，病情重。患儿发热、肝脾大、血象异常需考虑以下原因。①血液肿瘤性疾病：患儿发热、肝脾大，血象异常，转氨酶、LDH升高，需考虑白血病、HLH、实体瘤可能，予完善骨髓细胞学和胸腹部CT检查，动态监测血常规及脏器功能指标。②感染性疾病：EB病毒感染、恙虫病等可引起发热、肝脾大、血常规异常，虽患儿无皮疹，无扁桃体肿大，未见典型焦痂，但仍不能完全排除，予完善肥达试验、外斐反应、EB病毒DNA定量、血培养等检查；患儿发热时间长，且巴宾斯基征可疑阳性，需警惕颅内感染可能，予完善腰椎穿刺，必要时行头颅MRI检查。目前治疗上暂予谷胱甘肽护肝、人免疫球蛋白7.5 g（680 mg/kg）支持治疗。入院第2天（2022-8-3），患儿仍有反复高热，查体示脾大明显，血常规示三系较前仍有下降，血清铁蛋白明显升高，甘油三酯升高，予完善骨髓细胞学检查（结果见异常淋巴细胞及吞噬现象，不支持白血病），同时外周血回报EB病毒DNA定量高，考虑患儿是EB病毒感染继发的HLH。主任医师查房后指示，予升一级护理，行心电监护和血氧饱和度监测，并请感染科、血液科、儿童重症监护室会诊，继续予输注丙种球蛋白（15 g）改善免疫状况、血浆改善凝血功能，口服阿昔洛韦抗病毒。血液科会诊意见如下：①患儿表现符合HLH诊断；②病原学检查明确存在EBV感染证据，考虑为EB病毒相关HLH（EBV-HLH），建议完善自身抗体、细胞因子sCD25、噬血蛋白四项检查，并进行EBV感染淋巴细胞分选，以了解EBV感染细胞；③治疗上，依托泊苷（VP-16）对清除病毒，提高生存率有重要作用，建议在明确诊断的同时及时给予。入院第3天（2022-8-4），患儿仍有反复高热，遂加用地塞米松抗炎治疗，同时予完善细胞因子sCD25、噬血蛋白四项、感染EBV的淋巴细胞亚群检测。结果显示细胞因子sCD25水平明显升高，为14 821 U/mL；噬血蛋白四项示颗粒酶B、穿孔素、XIAP、SAP在NK细胞及细胞毒性T淋巴细胞的表达明显高于对照；感染EBV的淋巴细胞亚群检测示$CD4^+T$淋巴细胞 1.8×10^4，$CD8^+T$淋巴细胞 4.3×10^6，B淋巴细胞 7.3×10^4，NK细胞 1.1×10^5（每百万细胞EB病毒DNA拷贝）。地塞米松治疗3天后（2022-8-6），患儿体温有下降趋势，但复查的血常规示三系仍无明显好转，考虑体内T淋巴细胞活化异常。入院第6天（2022-8-7）予加用环孢素以行免疫抑制治疗。入院第7天（2022-8-8），患儿体温转为低热，复查的生化示白蛋白、转氨酶、乳酸脱氢酶及铁蛋白均有明显好转，但血常规示三系减少好转不明显，继续予地塞米松抗炎、环孢素抑制免疫、阿昔洛韦抗病毒及输注血浆支持等对症治疗。入院第9天（2022-8-10），患儿体温降至正常，复查的生化示白蛋白、转氨酶、乳酸脱氢酶持续好转，但血常规示三系仍无明显好转。患儿右手食指有化脓点（考虑是多次末梢采血造成的感染），结合血象示中性粒细胞缺乏，须警惕感染灶扩散，予加用鲨肝醇以促进白细胞增生，并注意感染灶部位的消毒。入院第14天（2022-8-15），患儿精神、反应好转，无发热，复查的生化示转氨酶、乳酸脱氢酶指标较前有改善，三系较前有上升，EB病毒DNA定量、铁蛋白较前明显下降，但中性粒细胞仍＜$0.5×10^9$/L，考虑仍有部分应答，予出院后门诊随诊，继续口服激素＋环孢素治疗。2022年8月26日患儿门诊血常规示WBC $6.5×10^9$/L，中性粒细胞绝对值 $1.34×10^9$/L，Hb 107g/L，PLT $350×10^9$/L，N% 21%，L% 63%，外周血EBV病毒DNA定量121 U/mL，提示患儿病情持续好转。

─────{ 临床关键问题及处理 }─────

关键问题　患儿反复发热伴三系减少的病因是什么?

患儿为3岁6月龄幼儿，因"发热20余天"入院，临床表现为反复发热伴肝脾大，外院B超示多浆膜腔积液，但未经规范诊疗。入院后即按发热待查分阶段诊疗流程为患儿完善感染、免疫等抽血检查。辅助检查提示三系进行性下降，ALT、LDH、铁蛋白等指标明显升高，患儿病情复杂、多系统受累。考虑血液系统受累明显，临床首先高度怀疑患儿为血液肿瘤性疾病如白血病、HLH等，遂按诊断思路完善骨髓细胞学检查及HLH相关特殊病原学检查如EB病毒检测，很快明确了患儿EB病毒相关HLH的诊断，此病即为患儿反复发热伴三系减少的原因。考虑该病进展迅速、预后差，遂联合感染科、血液科、儿童重症监护室等多学科会诊意见，对患儿采用抗病毒、诱导化疗及对症支持等综合手段治疗。经治疗，患儿病情得到迅速逆转，在短期内即达到临床缓解状态。

─────{ 背景知识介绍 }─────

1. 噬血细胞性淋巴组织细胞增生症

噬血细胞性淋巴组织细胞增生症是一组以$CD8^+$T淋巴细胞和巨噬细胞在骨髓和淋巴组织增生、聚集，以及巨噬细胞吞噬血细胞为主要病理学特征的免疫功能紊乱性疾病。主要临床表现为发热、肝脾大、全血细胞减少及组织细胞噬血等，严重者可伴有各个系统功能进行性损害，尤以血液系统及肝脏损害突出。HLH根据不同的病因可分为原发性HLH和继发性HLH。继发性HLH主要原因为感染、肿瘤、结缔组织疾病等，而其中EB病毒感染相关HLH是病毒感染性HLH中最常见的类型。同时，原发性HLH也可因感染EBV诱发，与继发性EBV-HLH在临床症状及病例特征上难以鉴别。按照国际组织细胞协会HLH-2004诊断标准，符合HLH的分子生物学诊断或满足以下8条中的5条即可诊断为HLH：①发热；②脾大；③血细胞减少［影响二系或三系外周血细胞，如Hb＜90 g/L（新生儿Hb＜100 g/L），PLT＜100×10^9/L，中性粒细胞绝对值＜1×10^9/L］；④高甘油三酯血症（禁食后TG＞3 mmoL/L）和/或低纤维蛋白原血症（Fib≤1.5 g/L）；⑤骨髓、脾或淋巴结中发现噬血现象，无恶变证据；⑥NK细胞活性降低或缺乏；⑦血清铁蛋白≥500 μg/L；⑧细胞因子sCD25≥2400 U/mL。本研究中所有患者在诊断时均满足8条诊断标准中的5条。活动性EBV感染的证据应符合下列2条之一：①血清学抗体检测提示原发性急性EBV感染或活动性感染；②在患儿血液、淋巴结、脑脊液、骨髓等组织中通过实时荧光定量PCR扩增、DNA印迹法、原位杂交法检测到EBV的DNA或EBV编码的RNA，且排除原发性HLH、肿瘤相关HLH继发EBV感染、风湿免疫性疾病、寄生虫感染及合并其他病毒感染的病例。

2. EBV感染相关噬血细胞性淋巴组织细胞增生症

EBV-HLH是一种异质性疾病，临床症状多变，且进展复杂，可以是自限性疾病，也可以快速侵袭机体，甚至导致死亡。EBV感染使CD8$^+$T淋巴细胞异常活化和增生，并激活巨噬细胞，导致干扰素、TNF、可溶性白细胞介素受体、IL-6、IL-10和巨噬细胞集落刺激因子等炎性细胞因子大量产生并释放，形成细胞因子风暴，引起组织细胞增生并吞噬自身血细胞。与其他继发性HLH相比，EBV导致的HLH预后更为凶险，病死率更高，存活时间更短。细胞因子sCD25水平升高及NK细胞比例降低均有助于EBV-HLH的诊断及鉴别诊断。铁蛋白水平显著升高是早期诊断的主要标准之一，其在治疗前后的变化水平可用来评估疗效及疾病的活动度。

3. 自身免疫性疾病相关噬血细胞性淋巴组织细胞增生症

自身免疫性疾病相关HLH的发病机制尚未完全清楚，可能的发病机制包括基因易感性、基础疾病活动、合并感染及免疫抑制剂的使用等。有研究提示可能与穿孔素基因突变，或IL-6水平升高使穿孔素及颗粒酶的分泌减少从而导致细胞毒作用减弱有关。SJIA患儿并发HLH的概率约10%，可危及生命，需早期识别和积极治疗。

点评

继发性HLH主要原因为感染、肿瘤、结缔组织疾病等。病例一为SJIA继发巨噬细胞活化致继发性HLH；病例二为继发性EB病毒相关HLH（EBV-HLH）。SJIA诊治过程中需密切观察病情及监测相关指标，警惕或及早发现并发症。EBV感染的不同状态均可发生HLH，如原发性EBV感染、EBV既往感染再激活、慢性活动性EBV感染或EBV相关淋巴瘤等，EBV相关淋巴瘤发生HLH通常被列为肿瘤相关HLH，而原发性HLH也可由EBV感染诱发，这提示EBV-HLH可能存在已知或尚未确定的HLH相关性基因变异。病例二患儿诊断存在未行全基因组测序及T淋巴细胞克隆性分析的不足，全基因组测序可能更能阐明患儿是否存在遗传背景。

（李素云　沈君　蒋道菊　赖茜）

参考文献

［1］噬血细胞综合征中国专家联盟，中华医学会儿科学分会血液学组. 噬血细胞综合征诊治中国专家共识［J］. 中华医学杂志，2018，98（2）：91-95.

［2］叶子君，李安，王娅萍，等. 儿童EB病毒相关性噬血细胞综合征52例临床特点及预后危险因素分析［J］. 南京医科大学学报（自然科学版），2020，40（7）：1039-1044.

［3］吴小艳，王琳，陈鸿博. 噬血细胞综合征研究进展［J］. 中华实用儿科临床杂志，2020，35（15）：1125-1129.

［4］中国医师协会儿科医师分会风湿免疫专业委员会. 全身型幼年特发性关节炎诊断与治疗中国专家共识（2019年版）［J］. 中国实用儿科杂志，2019，34（12）：969-976.

［5］卢美萍，吴建强. 全身型幼年特发性关节炎合并巨噬细胞活化综合征诊断和治疗［J］. 中国实用儿科杂志，2021，36（1）：23-29.

［6］ISHII E. Hemophagocytic lymphohistiocytosis in children：pathogenesis and treatment［J］. Front Pediatr, 2016, 4：47.

［7］AMIN N, SHAH I, BHATNAGAR S. Hemophagocytic lymphohistiocytosis（HLH）in children presenting as liver disease［J］. J Clin Exp Hepatol, 2014, 4（2）：175-177.

［8］HENTER J I, HORNE A, ARICO M, et al. HLH-2004：diagnostic and therapeutic guidelines for hemophagocytic lymphohistiocytosis［J］. Pediatr Blood Cancer, 2007, 48（2）：124-131.

第十四节 尿崩症

题记

尿崩症首发症状及典型临床表现为烦渴、多饮、多尿，但这些症状常常被家属忽略；而原因不明的长期或反复发热反而成为家属带患儿首诊的主要原因，但这往往导致不熟悉该病的儿科医师延误诊治。本节介绍2例以发热为主诉的尿崩症病例，以强化临床医师对该病的认识。

📚 病例一

{ 病史摘要 }

患儿，男性，7个月，于2017年6月7日入院。

◆ **主诉**

反复发热2月余。

◆ **现病史**

患儿2月余前无明显诱因出现发热，以中低热为主，偶有咳嗽，无烦躁、哭闹，无气促、喘息、发绀，无呕吐、腹泻，无皮疹，无结膜充血，无指趾末端红肿，曾在当地医院门诊多次就诊，予阿奇霉素抗感染治疗，患儿仍有反复发热，遂至广州市妇女儿童医疗中心就诊。为进一步诊治，拟"发热待查；营养不良"收入儿科急诊综合病房。自起病以来，患儿精神、胃纳一般，大小便无明显异常，近3个月体重未见增加。

◆ **既往史**

患儿至今未学会独坐、未学会翻身。

◆ **入院查体**

T 36.5 ℃，P 140次/min，R 30次/min，BP 102/56 mmHg，体重 5.5 kg。神志清楚，精神尚可，反应好，轻度脱水征貌、营养不良貌。前囟平，3 cm×5 cm，全身淋巴结未扪及肿大。全身未见皮疹。咽充血，双肺呼吸音粗，未闻及干、湿啰音。心率140次/min，律齐，心音有力。腹部稍膨隆，触诊软，无反跳痛，肝脾肋下未触及，移动性浊音阴性，四肢肌力、肌张力可。神经系统查体无异常。四肢肢端暖，CRT < 2 s。

◆ **实验室检查**

血常规： WBC 7.5×10^9/L，N% 42%，L% 50%，Hb 110 g/L。

尿液分析： 尿比重 1.005。

血气分析： 钠 146.3 mmol/L，氯 108.8 mmol/L，乳酸 5.5 mmol/L（详细结果见图2-14-1）。

广州市妇女儿童医疗中心　检验报告单				第1页,共1页

姓名： 申请医生： 申请时间：2017-06-07 10:17 科别：儿科急诊综合病房（儿）
性别：男 标本种类：动脉全血 样本编号： 检验目的：血气+电解质分析
年龄：7月12天 床号： 诊疗卡号： 临床诊断：

NO	项目	结果	单位	参考值	NO	项目	结果	单位	参考值
	【血气+电解质分析】				20	肺泡-动脉氧分压差(AaDO2)	6.4	kPa	5-20
1	酸碱度(PH)	7.407		7.35-7.45	21	动脉/肺泡氧分压比值(a/A)	0.60 ↓		0.75-1
2	二氧化碳分压(PCO2)	3.44 ↓	kPa	4.66-5.99	22	标准离子钙(nCa++)	1.28	mmol/L	1.12-1.32
3	氧分压(PO2)	9.59 ↓	kPa	>10.64	23	阴离子间隙(An.Gap)	25.5 ↑	mmol/L	8-16
4	红细胞压积(HCT)	33.00 ↓	%	34-45	24	离子渗透压(Osm)	294	mOsm/kg	
5	钾(K)	3.87	mmol/L	3.4-5.7	25	【体温】	37.0	℃	
6	钠(Na)	146.3 ↑	mmol/L	138-144		----以下为空白----(KB)			
7	氯（Cl）	108.8 ↑	mmol/L	98-107					
8	离子钙(CA++)	1.28	mmol/L	1.1-1.5					
9	乳酸(LAC)	5.50 ↑	mmol/L	0.9-1.7					
10	尿素(Urea)	4.60	mmol/L	2.1-7.1					
11	葡萄糖(GLU)	7.80 ↑	mmol/L	4.1-5.9					
12	细胞外液剩余碱(BE-ECF)	-8.80	mmol/L	-2-+3					
13	全血剩余碱(BE-B)	-6.90	mmol/L	-3-+3					
14	标准碳酸氢根(SBC)	18.8 ↓	mmol/L	21.3-24.8					
15	碳酸氢根(HCO3)	15.9 ↓	mmol/L	18.5-24.5					
16	二氧化碳总量(TCO2)	13.8 ↓	mmol/L	23-28					
17	氧饱和度(计算)(O2Sat)	94.0 ↓	%	95-98					
18	血氧含量(O2ct)	19.8	mL/dL	16-20					
19	肺泡气(A)	16.0 ↑	kPa	9.3-14.6					

采样时间：2017-06-07 12:45　　接收时间：2017-06-07 13:04　　报告时间：2017-06-07 13:53
检测实验室：儿童院区-急诊组　　检验者：　　审核者：
注：**本检测只对来样负责，如果对结果有疑义，请在三天之内反馈。**
本报告已通过广东省数字证书认证中心认证

图2-14-1　本患儿血气分析报告

速诊生化： ALT 58 U/L，AST 67 U/L，超敏-CRP 0.26 mg/L。

脑脊液常规＋生化、凝血四项、D-二聚体、免疫六项、大便常规： 未见明显异常。

◆ **功能及影像学检查**

胸部X线： 支气管肺炎。

心电图： 大致正常心电图。

腹部B超： 左肾轻度积液，右肾未见明显异常，双侧肾上腺区未见占位，肠胀气，肝、胆、胰、脾、腹膜后未见明显异常。

头颅B超： 双侧脑室增宽，大脑纵裂增宽。

头颅MRI：未见明显异常。

基因检测：IVS1-6T＞G半合突变和c.927A＞G半合突变（均为多态位点），c.383_392del半合突变（新突变，可疑致病突变，遗传自母亲）（图2-14-2）。患儿母亲和父亲的基因检测结果分别见图2-14-3、图2-14-4。

检验项目：	肾性尿崩*AVPR2*基因
结果分析：	检测了*AVPR2*基因4个外显子编码区及外显子-内含子交界处，结果发现IVS1-6T>G半合突变、c.383_392del半合突变和c.927A>G半合突变。

结论：1.该样本检测到c.383_392del（p.Tyr128TrpfsX2）半合突变，为可能致病突变（新突变，未见报道）；2.检测到IVS1-6T>G和c.927A>G(p.Leu309=)半合突变，为多态性位点，致病可能性小。

*注：1.肾性尿崩症（nephrogenic diabetes insipidus,NDI）是一组由于抗利尿激素AVP不能有效地与肾脏AVP受体作用，以致肾小管不能浓缩尿液而出现的一组多尿综合征，分为获得性和遗传性两类，90%的遗传性NDI是由*AVPR2*基因异常所致，属X染色体显性遗传，该基因位于染色体Xq28，由4个外显子组成。本项目通过Sanger直接测序法检测*AVPR2*基因的4个外显子编码区，发现可能存在的基因突变。
2.本方法仅能检测到外显子编码区及内含子-外显子交界处的基因突变。
3.本方法不能检测大片段基因缺失及重复突变，以及内含子、基因侧翼的微小突变。

采样时间：2017-06-13 16:02　　　接收时间：2017-06-13 17:04　　　报告时间：2017-07-10 10:01
检测实验室：内分泌基因诊断　　　　　　　　　　　检验者：　　　　　　　审核者：

图2-14-2　本患儿基因检测结果

检验项目：	家系(母)
结果分析：	根据先症者*AVPR2*基因检测结果，检测了该样本*AVPR2*基因第3号外显子及外显子-内含子交界区，结果发现c.383_392del杂合突变。

结论：该样本检测到c.383_392del（p.Tyr128TrpfsX2）杂合突变，为可能致病突变（新突变，未见报道）。

*注：1.本项目通过Sanger直接测序法检测先症患者的家属DNA样本，检测是否携带先症患者相同的基因突变。
2.本方法仅能检测到外显子编码区及内含子-外显子交界处的基因突变。
3.本方法不能检测大片段基因缺失及重复突变，以及内含子、基因侧翼的微小突变。

AVPR2
采样时间：2017-06-14 07:46　　　接收时间：2017-06-14 08:48　　　报告时间：2017-07-10 10:04
检测实验室：内分泌基因诊断　　　　　　　　　　　检验者：　　　　　　　审核者：

图2-14-3　本患儿母亲基因检测结果

检验项目：	家系(父)
结果分析：	根据先症者*AVPR2*基因检测结果，检测了该样本*AVPR2*基因第3号外显子及外显子-内含子交界区，结果未发现致病突变。

结论：该样本未检测到致病突变。

*注：1.本项目通过Sanger直接测序法检测先症患者的家属DNA样本，检测是否携带先症患者相同的基因突变。
2.本方法仅能检测到外显子编码区及内含子-外显子交界处的基因突变。
3.本方法不能检测大片段基因缺失及重复突变，以及内含子、基因侧翼的微小突变。

AVPR2
采样时间：2017-06-14 07:46　　　接收时间：2017-06-14 08:48　　　报告时间：2017-07-10 10:03
检测实验室：内分泌基因诊断　　　　　　　　　　　检验者：　　　　　　　审核者：

图2-14-4　本患儿父亲基因检测结果

24小时出入量： 总入量1649 mL，尿量1373 mL［＞10 mL/（kg·h）］。

◆ 病理及病原学检查

脑脊液病原学、真菌1,3-β-D葡聚糖、呼吸道病原体抗体九项、EB病毒DNA定量、EB病毒抗体四项、结核抗体： 未见明显异常。

◆ 入院后诊疗经过

入院第2天（2017年6月8日）主任医师查房注意到患儿饮水较多，尿量多，口唇欠湿润，皮肤稍干燥，追问病史，患儿平素有多饮、多尿现象，遂计24小时出入量，总入量为1649 mL，尿量为1373 mL［＞10 mL/（kg·h）］，大便正常，结合患儿血气分析示高钠、高氯、高乳酸，尿液分析示尿比重低，考虑遗传代谢性疾病、尿崩症可能性较大，遂予完善头颅MRI检查，结果未见明显异常，排除了垂体肿物即中枢性尿崩症可能，治疗上暂予补低张液体维持。2017年6月9日患儿出现高热39.4 ℃，伴阵发性咳嗽增多。高热原因考虑合并支气管肺炎，多饮、多尿考虑尿崩症可能，但内分泌科会诊后认为暂时不考虑尿崩症，建议进一步查找发热原因。2017年6月10日为患儿复查血气＋电解质，结果提示血钠150.9 mmol/L，予口服氢氯噻嗪（1 mg/kg q8h）进行诊断性治疗。患儿口服氢氯噻嗪后，尿量及饮水量较前减少，体温好转，无发热。2017年6月13日再次联系内分泌科后，将患儿转入内分泌科接受进一步诊治，并更正患儿诊断为"肾性尿崩症；支气管肺炎；运动发育迟缓；重度营养不良"。患儿血钠升高考虑以下原因。①钠摄入过多：患儿入院后未输钠盐，饮食中未摄入过多盐分，可排除；②水分摄入不足或排出过多：患儿血钠145.4 mmol/L时尿渗透压115 mOsm/kg，低于血渗透压，证明有尿崩症可能。中枢性和肾性尿崩症均可引起水分排出过多，导致血钠升高。年长患儿烦渴时可自行索要饮水，但本例患儿年龄幼小，不会主动索取，同时尿崩后水分排出过多，引起慢性脱水及高钠症状，慢性脱水后引起反复发热症状。年长患儿可行禁水-加压素试验鉴别中枢性及肾性尿崩症，但本例患儿年龄幼小，行禁水-加压素试验风险大，加上患儿头颅MRI检查结果未见明显异常，考虑患儿为中枢性尿崩症的可能性不大，故不予采用。治疗上予饮用温开水，增加水摄入量，嘱家属喂水40 mL/h，并根据血钠调整饮水量。之后为患儿完善肾小管相关功能及肾性尿崩症基因检测。2017年7月10日患儿肾性尿崩症*AVPR2*基因检测发现IVS1-6T＞G半合突变和c.927A＞G半合突变（均为多态位点），c.383_392del半合突变（新突变，可疑致病突变，遗传自母亲）（图2-14-2）。患儿母亲和父亲的基因检测结果分别见图2-14-3、

图2-14-4。至此，患儿肾性尿崩症诊断明确，予出院后门诊随诊。

──────────{ 临床关键问题及处理 }──────────

关键问题　什么是诊断尿崩症的重要线索?

患儿因"反复发热2月余"入院，以低中热为主，伴体重增长不良、运动发育迟缓。入院后主任医师查房发现该患儿口唇欠湿润，皮肤稍干燥，追问病史，患儿平素有多饮、多尿现象，此现象为明确尿崩症诊断提供了重要的线索。同时结合血气分析示高钠、高氯、高乳酸，尿液分析示尿比重低，腹部B超示左肾轻度积液，高度考虑患儿为遗传代谢性疾病、尿崩症的可能。2017年7月10日肾性尿崩症基因检测结果最终明确了患儿肾性尿崩症的诊断。

📚 病例二

──────────{ 病史摘要 }──────────

患儿，男性，5岁7个月，于2022年2月4日入院。

◆ 主诉

发热12天。

◆ 现病史

患儿12天前开始出现反复发热，热峰40℃，发热间隔约12小时，伴畏寒，无寒战，伴黄脓鼻涕、喷嚏，无咳嗽、咳痰，无皮疹，体温升高时偶有呕吐胃内容物，无腹泻，至当地卫生院就诊，予静脉滴注头孢类药物抗感染治疗3天无好转，遂于9天前至当地妇幼保健院住院治疗，查血常规＋CRP示WBC 32.86×10^9/L，N% 71.1%，L% 13.3%，PLT 565×10^9/L，Hb 118 g/L，RBC 4.45×10^{12}/L，CRP 112.18 mg/L；尿液分析示白细胞阳性；尿液培养示大肠埃希菌阳性；腹部B超示双肾积水并双侧输尿管扩张；泌尿系统磁共振尿路造影示双侧输尿管扩张、积水、走行迂曲，左侧输尿管上段折叠，双肾积水，考虑左肾及膀胱炎伴膀胱多发憩室，右肾体积缩小，皮层变薄。予头孢西丁、阿莫西林、地塞米松等治疗后发热间隔时间稍延长，复查感染指标仍较高，遂于2022年2月3日至广州市妇女儿童医疗中心就诊，查血常规＋CRP示WBC 22.7×10^9/L，N% 62%，L% 31%，PLT 696×10^9/L，Hb 109 g/L，RBC 4.11×10^{12}/L，CRP 102.55 mg/L；生化示血钾 3 mmol/L；尿液分析示尿比重1.002；大便常规示真菌阳性；腹部B超示双侧肾积水伴双侧输尿管全程扩张，左肾较右肾增大，膀胱壁回声异常，腹腔淋巴结可见；免疫六项、凝血功能未见明显异常。予美罗培南抗感染后患儿仍有发热，无咳嗽、咳痰，无呕吐、腹泻。为进一步诊治，拟"脓毒血症；泌尿系感染；泌尿系统先天性畸形待查"收入儿科急诊综合病房。自起病以来，患儿精神、胃纳、睡眠可，大便正常，小便量较多。

◆ 既往史

出生后1个月因发热、多饮、多尿、高钠血症（2016年9月9日首次查血钠，结果为151 mmol/L）至外院住院治疗，考虑尿崩症待查。患儿*AVPR2*基因检测示c.381_383delCTA半合突变，为新发突变，未见报道，致病可能性大。母亲*AVPR2*基因检测示c.381_383delCTA杂合突变，为新发突变，与先证者携带同一突变。后门诊复诊，考虑尿崩症依据不足，未予特殊处理。患儿出生至今有多次发热门诊就诊病史。6月龄时曾因发热输注免疫球蛋白。患儿外婆及两个舅舅均有多饮、多尿表现。

◆ 入院查体

T 36.5 ℃，P 108次/min，R 24次/min，BP 112/60 mmHg，体重 15.5 kg。神志清楚，精神、反应可，咽不红，扁桃体无肿大，无白膜、脓点，无疱疹。呼吸平顺、规则，三凹征阴性。双肺呼吸音粗、对称，未闻及明显干、湿啰音。心率108次/min，律齐，心音有力，未闻及杂音。腹软，未触及包块，肝脾肋下未触及。尿道口不红，包皮长。四肢肢端暖，足背动脉搏动有力，CRT 1 s。神经系统查体无异常。

◆ 实验室检查

血常规： WBC 17.6×10^9/L，Hb 101 g/L，PLT 717×10^9/L，N% 60%，L% 29%。

生化： 超敏-CRP 121.2 mg/L，ALT 20 U/L，AST 18 U/L，Alb 34.7 g/L，肌酐 51 μmol/L。

PCT： 0.21 ng/mL。

肾功能： β微球蛋白/肌酐 516.13μg/mmol，尿α1微量球蛋白/肌酐 3.01 mg/mmol。

尿液分析： 尿比重 1.002。

自身抗体十八项、自身免疫三项、输血前四项、凝血功能、促肾上腺皮质激素、大便常规： 未见明显异常。

◆ 功能及影像学检查

心电图、心脏彩超： 未见明显异常。

泌尿系统B超：双侧肾积水伴双侧输尿管全程扩张，左肾较右肾增大，膀胱壁回声异常，排尿后膀胱残余尿量为140 mL，余未见明显异常（图2-14-5）。

腹部CT：右肾发育不全，左肾体积增大，双肾积水，双侧输尿管扩张，考虑神经源性膀胱可能，双肾实质不均匀强化（炎性改变待排）；肝左叶S4段见一钙化灶（图2-14-6）。

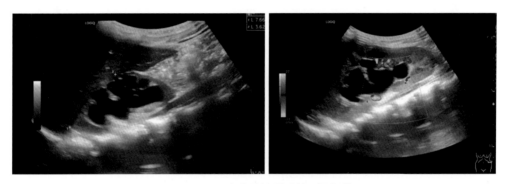

图2-14-5　本患儿泌尿系统B超表现

右输尿管全程扩张，走行迂曲，上段宽约15 mm，下段宽约11 mm。膀胱充盈可，壁厚约6 mm，毛糙，伴小梁样结构及数个微小突起，膀胱腔内未显示明显占位性回声。

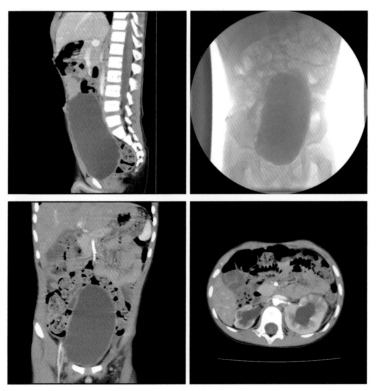

图2-14-6　本患儿腹部CT表现

右肾发育不全，双肾积液，双侧输尿管稍扩张，膀胱扩张。

膀胱造影：神经源性膀胱；右侧膀胱输尿管反流（Ⅱ度），膀胱残余尿测定示膀胱残余尿增多（图2-14-7）。

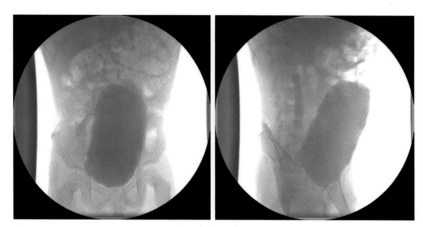

图2-14-7　本患儿膀胱造影表现

膀胱体积明显增大，膀胱边缘见较多小突起及小憩室影，透视过程中可见右侧
膀胱输尿管反流至右侧肾盂水平，右侧输尿管扩张迂曲。

头颅＋垂体＋全脊柱MRI：垂体后叶高信号在T1WI上略减低；双肾及输尿管积水，膀胱尿潴留明显并膀胱小梁形成。

24小时出入量：尿量5000 mL/24h〔约13.4 mL/（kg·h）〕。

◆ **病理及病原学检查**

EB病毒抗体六项：EBV壳抗原CA-IgG 阳性，EBV核抗原NA-IgG 阳性，EB病毒IgG抗体高亲合力 阳性，余未见异常。

真菌二项、肥达试验、外斐反应、血培养、尿液培养、呼吸道病原体抗体九项：未见明显异常。

◆ **入院后诊疗经过**

患儿入院后仍有反复发热，热峰39.1 ℃，约间隔8小时发热1次，结合外院尿液培养及影像学结果，考虑患儿此次高热是泌尿系感染引起，且患儿存在泌尿道畸形可能，予美罗培南（国产20 mg/kg q8h）抗感染治疗。经过5天治疗，患儿体温仍有反复，予美罗培南（40 mg/kg q8h）加大剂量抗感染治疗后，患儿体温峰值下降，复查感染指标好转，尿液分析未见白细胞，尿液培养未见异常，提示抗感染有效，但患儿仍有持续低热、多饮、多尿、夜尿的表现，计24小时入量及出量均较多，尿量达5000 mL/24h〔约13.4 mL/（kg·h）〕，尿液分析示尿比重低，既往有血钠高，不排除尿崩症引起的长期发热，请内分泌科会诊后考虑肾性尿崩症，患儿转入内分泌科接受进一步治疗。内分泌科继续予美罗培南抗感染，予吲哚美辛、氢氯噻嗪片治疗后患儿无发热。2022年2月17日复查血钠137.7 mmol/L，血常规及CRP正常。2022年2月18日患儿病情好转出院，之后内分泌科门诊随诊。2022年3月25日复查泌尿系统B超，结果提示双侧肾积水伴双侧输尿管全程扩张，右肾小，左肾增大，排尿后膀胱内残余尿量约27 mL；对照2022年2月6日泌尿系统B超，情况稍有改善。继续门诊随访中。

───────{ 临床关键问题及处理 }───────

关键问题　患儿反复发热是神经源性膀胱合并泌尿系感染引起的，还是尿崩症引起的?

　　患儿为学龄期儿童，既往新生儿期因"发热、多饮、多尿、高钠血症"至外院住院治疗，考虑尿崩症待查，检测*AVPR2*基因发现c.381_383delCTA半合突变（新发突变），母亲携带相同基因但无症状，其外婆、舅舅均有多饮、多尿表现，后内分泌科门诊复诊，考虑尿崩症依据不足（不知当时为何考虑诊断依据不足），未予特殊处理。患儿出生后至今有反复发热病史，以中低热为主，间断高热。本次以反复发热为主要表现再次入院，结合患儿外院尿液培养示大肠埃希菌阳性及泌尿系统B超、磁共振尿路造影结果，首先考虑泌尿系感染，且存在复杂性泌尿系统畸形导致的反复感染。本院腹部CT及膀胱造影提示神经源性膀胱可能。神经源性膀胱是中枢或周围神经中有关调节膀胱和尿道功能的部分受到损害时导致的排尿功能障碍，可出现膀胱出口梗阻、膀胱输尿管反流、反复泌尿系感染甚至肾衰竭。查阅相关文献，尿崩症长期未得到有效治疗可继发出现神经源性膀胱病理学改变。因此，根据患儿新生儿期起病及基因检测报告，从一元论的角度考虑，肾性尿崩症是该病例基础病因的可能性最大，也是患儿长期发热的原因，此次高热还与泌尿道畸形合并泌尿道感染有关。

───────{ 背景知识介绍 }───────

　　肾性尿崩症（NDI）是一组由于精氨酸血管升压素（AVP）不能有效地与肾脏AVP受体作用，以致肾小管不能浓缩尿液而出现的一组多尿综合征，分为获得性和遗传性两类。90%的遗传性NDI是由*AVPR2*基因异常所致，属于X染色体显性遗传，该基因位于染色体Xq28，由4个外显子组成。遗传性NDI多在婴幼儿期发病，易出现喂养困难、恶心、呕吐、体重增长缓慢、发热、便秘、脱水、多饮、多尿、尿比重低等表现。因其症状缺乏特异性，容易被误诊而无法得到及时治疗，严重者可出现发育迟缓、智力障碍、严重的泌尿系统并发症、巨膀胱、膀胱小梁、输尿管积水、肾积水等，甚至可能因严重高钠血症死亡。

1. 临床表现

中至重度肾性或中枢性尿崩症患者通常表现为多尿、夜尿及烦渴。多尿大致定义为成年人尿量 >3 L/d，儿童尿量 >2 L/（m^2·d）。由于夜间未摄入液体及睡眠后期AVP分泌增加，晨尿的浓缩程度往往最高，因此，尿液浓缩能力轻至中度受损的最早表现往往为夜尿。

在未经治疗的尿崩症患者中，血清钠水平往往处于正常高值，以刺激渴觉中枢，代偿多尿引起的水分丢失。当渴觉受损或不能正常表达时，可出现中至重度高钠血症，这种情况多出现于不能独立饮水的婴幼儿。

2. 治疗

尚无AVPR2基因突变所致X连锁肾性尿崩症的特异性治疗，支持治疗包括充足的水摄入、低钠饮食、噻嗪类利尿剂的使用，有时与环氧合酶抑制剂（吲哚美辛）或非甾体抗炎药联用，或氢氯噻嗪与阿米洛利联用。

3. 多尿患者的治疗与护理原则

（1）根据耐受情况，应指导所有患者进行低钠饮食。

（2）对于所有显著多尿的患者，推荐频繁排尿和二次排尿以防止膀胱扩张和膀胱功能障碍。

（3）对于所有多尿的儿童患者，推荐使用噻嗪类利尿剂。

（4）对于复杂的先天性多尿患者，如巴特综合征所致多尿的儿童患者，推荐使用非甾体抗炎药。

（5）对于多尿症状持续存在的患者，若无禁忌证，建议加用吲哚美辛。

（6）对于遗传性NDI婴幼儿，推荐每2小时提供一次饮水，避免严重脱水和高钠血症。

点评

儿童肾性尿崩症症状缺乏特异性，容易被误诊而无法得到及时治疗。病例一患儿年龄幼小，不会主动饮水，但入院时有轻度脱水貌，有慢性脱水及高钠症状，考虑患儿为慢性脱水后引起的反复发热，追问病史，患儿存在多饮、多尿的情况，诊断性治疗后饮水量及尿量明显减少，最终依据基因检测结果明确患儿肾性尿崩症的诊断。病例二患儿以反复发热为主要表现，新生儿期怀疑肾性尿崩症但未得到确诊和及时的治疗，直至5岁余因持续发热住院治疗，住院期间监测到患儿有多饮、多尿、夜尿症状，影像学检查发现泌尿系统存在并发症，回顾既往病史及基因检测结果，重新考虑患儿有肾性尿崩症的可能，确诊后相关的支持治疗显著改善患儿症状。

（沈君　苏玲　林小庆　赖茜）

参考文献

［1］朱万红，杨敏，辛颖. 以发热为表现的婴儿先天性肾性尿崩症1例［J］. 中华全科医师杂志，2022，21（5）：486-488.

［2］余颖芳，陈安，郑季彦，等. 一例先天性肾性尿崩症新生儿的*AVPR2*基因变异分析［J］. 中华医学遗传学杂志，2020，37（12）：1376-1379.

［3］刘晓景，李春枝. 儿童尿崩症病因及临床特点分析［J］. 中国卫生标准管理，2016，7（8）：53-55.

［4］D'ALESSANDRI-SILVA C，CARPENTER M，AYOOB R，et al. Diagnosis，treatment，and outcomes in children with congenital nephrogenic diabetes insipidus：a pediatric nephrology research consortium study［J］. Front Pediatr，2020，7：550.

［5］DUICU C，PITEA A M，SĂSĂRAN O M，et al. Nephrogenic diabetes insipidus in children（review）［J］. Exp Ther Med，2021，22（1）：746.

［6］DABROWSKI E，KADAKIA R，ZIMMERMAN D. Diabetes insipidus in infants and children［J］. Best Pract Res Clin Endocrinol Metab，2016，30（2）：317-328.

第十五节　伪装热

题记

　　伪装热占发热待查病例的1%～3%，多见于青少年，常伴有心理因素影响。本节介绍1例伪装热病例，在发热待查诊疗过程中，首要判断是否是真性发热，避免人为操控体温测量等干扰因素。

病史摘要

　　患儿，男性，13岁，于2020年1月2日入院。

◆ **主诉**

反复发热8月余。

◆ **现病史**

　　患儿8月余前因感冒出现发热，以中高热为主，热峰41 ℃，口服退热药后体温可降至正常，后口服退热药无效，偶有关节肿痛、面红、头痛、头晕、咳嗽、咳痰，有1次腹痛，发热时家属以手测体温，患儿体表温度不高，无鼻塞、流涕，无喘息，无气促、发绀，无呕吐、腹泻，无腹胀，无皮疹，无眼干，无口腔溃疡等不适，反复至外院门诊就诊，予退热、口服奥司他韦及静脉滴注抗生素抗感染等治疗，均未见明显好转。为进一步治疗，至外院住院，查肺炎衣原体IgG抗体阳性，风疹病毒IgG抗体阳性，2019年6月20日头颅MRI平扫示未见明显异常，予静脉滴注人免疫球蛋白支持及服用中药等治疗，未见明显好转，考虑"家族性地中海热待查"，予口服秋水仙碱诊断性治疗未见好转。出院后患儿处于空调房中仍间断发热，遂再次就诊，考虑为"夏季热"，予口服中药后患儿好转1个月，偶有发热，能正常上学。2月前患儿拔牙后再次出现发热，予口服地塞米松治疗后体温可稍降，伴腹痛、腹泻，后再次住院予静脉滴注氨苄青霉素等治疗，未见明显好转，遂至广州市妇女儿童医疗中心门诊就诊。为进一步诊治，拟"发热待查"收入儿科急诊综合病房。自起病以来，患儿精神、反应可，胃纳、睡眠正常，大小便正常，无异物吸入史，体重无明显变化。

◆ 既往史

母亲有甲亢病史，爷爷有肺结核病史。

◆ 入院查体

T 36.9 ℃，P 92次/min，R 18次/min，BP 118/83 mmHg，体重65 kg。神志清楚，精神、反应可，脸色无苍白、黄染。浅表淋巴结未触及肿大。咽部充血，呼吸平顺，双肺呼吸音粗，未闻及明显干、湿啰音。心率92次/min，律齐，未闻及早搏音，心音有力，未闻及杂音。腹平软，肝脾肋下未触及，肠鸣音正常。四肢肢端暖，足背动脉搏动有力，CRT < 2 s。生理反射存在，病理征未引出。神经系统查体无异常。

◆ 实验室检查

血常规：WBC 8.9×10^9/L，N% 43%，L% 49%，Hb 122 g/L，PLT 322×10^9/L。

速诊生化：TB 64.3 g/L，尿酸 483 μmol/L，钙 2.06 mmol/L。

尿液分析：潜血 阳性（2+），红细胞 11.88个/μL。

血气、电解质、凝血四项、ESR、输血前四项、脑脊液常规＋生化、心肌酶谱、外周血涂片、免疫六项、自身抗体十八项、自身免疫三项、中性粒细胞功能检测：未见明显异常。

◆ 功能及影像学检查

胸部X线、心电图、脑电图、双膝关节B超、腹部B超、头颅＋腹部MRI：未见明显异常。

◆ 病理及病原学检查

骨髓细胞学：骨髓增生明显活跃，粒细胞系大致正常，红细胞系比例升高，易见巨核细胞，血小板不少，未见幼稚细胞增多（2%）及明显病态造血，请结合临床综合考虑。

EB病毒抗体六项：EBV壳抗原CA-IgG 阳性，EBV核抗原NA-IgG 阳性，EB病毒IgG抗体高亲合力 阳性，余未见异常。

咽拭子呼吸道病原体核酸：人博卡病毒 弱阳性。

呼吸道病原体抗体九项、血培养：未见明显异常。

◆ 入院后诊疗经过

入院后予完善相关检查，监测体温变化。患儿住院9天，未曾发热，按照发热待查分阶段诊疗流程进行相关检查后均无阳性发现，给予出院，门诊随诊。

───{ 临床关键问题及处理 }───

关键问题　患儿是否真的发热了?

　　患儿为青春期男性,因"反复发热8月余"入院,住院期间密切监测患儿体温,未见发热,完善相关检查,未见明显异常。那么该患儿之前描述的发热是不是真实的发热? 发热的原因究竟是什么? 临床医师反复对比患儿(家属)所测体温和医务人员所测体温,监测患儿24小时心率变化。最后综合分析,得出结论:该患儿并没有真正地发热。虽然患儿有多次外院发热住院病史以及所描述的发热伴随症状,甚至在住院期间所描述的发热,但均与观察的不符,考虑伪装热可能性大。该患儿出院后未按医嘱完善心理评估,具体心理学特征尚不明确。

───{ 背景知识介绍 }───

　　伪装热可能源于家属或患儿的错误描述,也可能是患儿用热液体漱口或者将体温计放入热液体操控体温检测的结果,是儿童发热待查中较难识别的一个问题。

　　一些识别伪装热的线索包括:①高热患者,但不伴有心动过速和非特异性症状(如疲乏或不适);②快速退热,但无出汗;③温度曲线未能显示体温的昼夜变化;④极度高热;⑤患者记录的体温、肛温与在有观察者的情况下测得的体温存在差异。

　　测量刚排泄尿液标本的温度是验证或排除发热的一种方法,因为这种标本的温度反映了人体的核心体温。使用塑料杯收集刚排泄的尿液,并在排出后立即检测,此时的温度与口腔温度很接近。

　　还有一种更少见的伪装热原因为做作性障碍(孟乔森综合征)或代理型孟乔森综合征(照护者编造的疾病),即某人(通常是家属)为了孩子而虚构其疾病的症状和体征。

点评

　　伪装热是儿童发热待查中较难识别的一个问题,本病例患儿在住院期间由医护人员测量的体温均正常,结合患儿一系列检查未见明显异常,考虑患儿伪装热可能性大,但尚未发现患儿操控体温测量结果的事实依据。该患儿处于青春期,必要的心理评估和家庭养育环境分析可能有助于患儿潜在心理问题的发现和早期干预,以防止增加过度医疗成本及影响正常生活。定期随访有助于发现疾病可能发生的原因。

（沈君　黎晓丹　李佩青　赖茜）

参考文献

［1］周健淞，邵命海，何立群.一例伪热患者诊治分析［J］.中国全科医学，2009，12（5）：414-415.

中英文名词及缩写对照

A

ADA2	adenosine deaminase	腺苷脱氨酶2
AEC	absolute eosinophil count	嗜酸性粒细胞绝对值
AIDS	acquired immuno deficiency syndrome	获得性免疫缺陷综合征（艾滋病）
Alb	albumin	白蛋白
ALP	alkaline phosphatase	碱性磷酸酶
ALPS	autoimmune lymphoproliferative syndrome	自身免疫性淋巴增殖综合征
ALT	alanine transaminase	丙氨酸转氨酶
ANA	antinuclear antibody	抗核抗体
ANCA	antineutrophil cytoplasmic antibody	抗中性粒细胞胞质抗体
APS-Ⅰ	type Ⅰ autoimmune polyglandular syndrome	自身免疫性多内分泌腺综合征Ⅰ型
APTT	activated partial thromboplastin time	活化部分凝血活酶时间
ARDS	acute respiratory distress syndrome	急性呼吸窘迫综合征
ASO	antistreptolysin O	抗链球菌溶血素O
AST	aspartate transaminase	天冬氨酸转氨酶
AVP	arginine vasopressin	精氨酸升压素

B

BDG	1,3-β-D-glucan	1,3-β-D葡聚糖
bid	bis in die	每天两次
BP	blood pressure	血压
BUN	blood urea nitrogen	血尿素氮

C

CAPS	cryopyrin-associated periodic syndrome	冷炎素相关周期性发热综合征
CBL	case-based learning	基于案例的学习法
CCCG	Chinese Children's Cancer Group	中国抗癌协会小儿肿瘤专业委员会
CD	Crohn disease	克罗恩病
CD	Castleman disease	卡斯尔曼病
CGD	chronic granulomatous disease	慢性肉芽肿病
CHL	classical Hodgkin lymphoma	经典型霍奇金淋巴瘤
CK	creatine kinase	肌酸激酶
CK-MB	creatine kinase-MB	肌酸激酶同工酶
CMV	cytomegalovirus	巨细胞病毒
CNV	copy number variation	拷贝数变异
COX-2	cyclooxygenase-2	环氧合酶-2
CRISPR	clustered regularly interspaced short palindromic repeats	规律间隔成簇短回文重复序列
CRP	C-reactive protein	C反应蛋白
CRT	capillary refilling time	毛细血管充盈时间
CSD	cat-scratch disease	猫抓病
CSR	class switch recombination	类别转换重组
CT	computed tomography	计算机体层成像
CTL	cytotoxic T lymphocyte	细胞毒性T淋巴细胞

D

DIC	disseminated intravascular coagulation	弥散性血管内凝血
DM	diabetes mellitus	糖尿病
DNA	deoxyribonucleic acid	脱氧核糖核酸
dsDNA	double-stranded DNA	双链DNA
DWI	diffusion weighted imaging	弥散加权成像

	E	
EBV	Epstein-Barr virus	EB病毒
EOS	eosinophil	嗜酸性粒细胞
ESR	erythrocyte sedimentation rate	红细胞沉降率（血沉）

	F	
FCAS	familial cold autoinflammatory syndrome	家族性寒冷型自身炎症综合征
Fib	fibrinogen	纤维蛋白原
FiO$_2$	fraction of inspiration oxygen	吸入氧分数
FLAIR	fluid attented inversion recovery	液体衰减反转恢复
FMF	familial Mediterranean fever	家族性地中海热
FUO	fever of unknown origin	发热待查

	G	
G6PD	glucose-6-phosphate dehydrogenase	葡萄糖-6-磷酸脱氢酶
GC/MS	gas chromatography/mass spectrometry	气相色谱-质谱法
GGT	γ-glutamyl transferase	γ-谷氨酰转移酶

	H	
HACEK	haemophilus	嗜血杆菌属
	actinobacillus	放线杆菌属
	cardiobacterium	心杆菌属
	eikenella	艾肯菌属
	kingella	金杆菌属
Hb	hemoglobin	血红蛋白
HSCT	hematopoietic stem cell transplantation	造血干细胞移植
HDL	high density lipoprotein	高密度脂蛋白
HDL-C	HDL-cholesterol	高密度脂蛋白胆固醇
HGP	human genome project	人类基因组计划
HIDS	hyper-immunoglobulinemia D with recurrent fever syndrome	高免疫球蛋白D伴周期性发热综合征

HIV	human immunodeficiency virus	人类免疫缺陷病毒
HL	Hodgkin lymphoma	霍奇金淋巴瘤
HLA	human leucocyte antigen	人类白细胞抗原
HLH	hemophagocytic lymphohistiocytosis	噬血细胞性淋巴组织细胞增生症
HNL	histiocytic necrotizing lymphadenitis	组织细胞性坏死性淋巴结炎
HPFS	hereditary periodic fever syndrome	遗传性周期性发热综合征

I

IBD	inflammatory bowel disease	炎症性肠病
IDC	immunological disease continuum	免疫性疾病链
IE	infective endocarditis	感染性心内膜炎
IFN-α	interferon-α	α干扰素
IFN-β	interferon-β	β干扰素
IFN-γ	interferon-γ	γ干扰素
IgA	immunoglobulin A	免疫球蛋白A
IgD	immunoglobulin D	免疫球蛋白D
IgE	immunoglobulin E	免疫球蛋白E
IgG	immunoglobulin G	免疫球蛋白G
IgM	immunoglobulin M	免疫球蛋白M
IGRA	interferon-γ release assay	γ干扰素释放试验
IL-1	interleukin-1	白细胞介素-1
IL-1R	interleukin-1 receptor	白细胞介素-1受体
IL-1Ra	interleukin-1 receptor antagonist	白细胞介素-1受体拮抗剂
IL-1RAcP	interleukin-1 receptor accessory protein	白细胞介素-1受体辅助蛋白
IL-6	interleukin-6	白细胞介素-6
IPEX	immune dysregulation，polyendocrinopathy，enteropathy，X-linked syndrome	X连锁多内分泌腺病肠病伴免疫失调综合征
IRAK	IL-1 receptor associated kinase	白细胞介素-1受体相关激酶

J

| JIA | juvenile idiopathic arthritis | 幼年特发性关节炎 |

L

L	lymphocyte	淋巴细胞
LBP	lipopolysaccharide binding protein	脂多糖结合蛋白
LCH	Langerhans cell histiocytosis	朗格汉斯细胞组织细胞增生症
LDH	lactate dehydrogenase	乳酸脱氢酶
LDCHL	lymphocyte-depleted classical Hodgkin lymphoma	淋巴细胞消减型经典型霍奇金淋巴瘤
LPS	lipopolysaccharide	脂多糖
LRCHL	lymphocyte-rich classical Hodgkin lymphoma	淋巴细胞丰富型经典型霍奇金淋巴瘤

M

M	monocyte	单核细胞
MCD	multicentric Castleman disease	多中心型卡斯尔曼病
MCCHL	mixed cellularity classical Hodgkin lymphoma	混合细胞型经典型霍奇金淋巴瘤
MDT	multi-disciplinary treatment	多学科协作诊疗
MD-2	myeloid differentiation protein-2	髓样分化蛋白-2
MHC	major histocompatibility complex	主要组织相容性复合体
MIP-1	macrophage inflammatory protein-1	巨噬细胞炎症蛋白-1
mNGS	metagenomic next-generation sequencing	宏基因组下一代测序
MODS	multiple organ dysfunction syndrome	多器官功能障碍综合征
MRI	magnetic resonance imaging	磁共振成像
MS	multiple sclerosis	多发性硬化
MS-LCH	multiple system LCH	多系统LCH
MTB	Mycobacterium tuberculosis	结核分枝杆菌
MWS	Muckle-Wells syndrome	荨麻疹-耳聋-淀粉样变性病
MyD88	myeloid differentiation factor 88	髓样分化因子88

N

N	neutrophil	中性粒细胞
NADPH	reduced nicotinamide adenine dinucleotide phosphate	还原型烟酰胺腺嘌呤二核苷酸磷酸
NDI	nephrogenic diabetes insipidus	肾性尿崩症
NF-κB	nuclear factor-κB	核因子κB
NGS	next-generation sequencing	下一代测序
NLPHL	nodular lymphocyte predominant Hodgkin lymphoma	结节性淋巴细胞为主型霍奇金淋巴瘤
NOMID	neonatal onset multisystem inflammatory disease	新生儿多系统炎症性疾病
NSAID	nonsteroidal anti-inflammatory drug	非甾体抗炎药
NSCHL	nodular sclerosis of classical Hodgkin lymphoma	结节硬化型经典型霍奇金淋巴瘤
NTM	nontuberculous mycobacteria	非结核分枝杆菌

P

P	pulse	脉搏
PaCO$_2$	partial pressure of carbon dioxide in arterial blood	动脉血二氧化碳分压
PaO$_2$	partial pressure of oxygen in arterial blood	动脉血氧分压
PBS	phosphate-buffered saline	磷酸盐缓冲液
PCR	polymerase chain reaction	聚合酶链反应
PCT	procalcitonin	降钙素原
PG	prostaglandin	前列腺素
PGE$_2$	prostaglandin E$_2$	前列腺素E$_2$
PID	primary immunodeficiency disease	原发性免疫缺陷病
PLT	platelet count	血小板计数
PMA	phorbol 12-myristate 13-acetate	佛波醇12-十四酸酯13-乙酸酯
PPD	tuberculin purified protein derivative	结核菌素纯蛋白衍化物
PT	prothrombin time	凝血酶原时间

Q

q8h	once every 8 hours	每8小时1次
q12h	once every 12 hours	每12小时1次
qd	quaque die	每天一次

R

R	respiration	呼吸
RA	rheumatoid arthritis	类风湿关节炎
RBC	red blood cell count	红细胞计数
RF	rheumatoid factor	类风湿因子
RNA	ribonucleic acid	核糖核酸
RO-MS-LCH	risk organ multi-system LCH	风险器官浸润的多系统LCH

S

SAP	SLAM-associated protein	SLAM相关蛋白
SI	stimulation index	刺激指数
SIRS	systemic inflammatory response syndrome	全身炎症反应综合征
SJIA	systemic juvenile idiopathic arthritis	全身型幼年特发性关节炎
SLAM	signaling lymphocyte activation molecule	编码信号转导淋巴细胞活化分子
SLE	systemic lupus erythematosus	系统性红斑狼疮
ssDNA	single-stranded DNA	单链DNA
SS-LCH	single system LCH	单系统LCH

T

T	temperature	体温
TB	total bilirubin	总胆红素
TBA	total bile acid	总胆汁酸
TC	total cholesterol	总胆固醇
TEE	transesophageal echocardiography	经食管超声心动图
TG	triglyceride	甘油三酯

TLR	Toll-like receptor	Toll样受体
TNF	tumor necrosis factor	肿瘤坏死因子
TNF-α	tumor necrosis factor-α	肿瘤坏死因子-α
TORCH	toxoplasma	弓形虫
	others	其他病原微生物，如梅毒螺旋体、带状疱疹病毒等
	rubella virus	风疹病毒
	cytomegalo virus	巨细胞病毒
	herpes virus	单纯疱疹病毒
TP	total protein	总蛋白
TTE	transthoracic echocardiography	经胸超声心动图
T1DM	type 1 diabetes mellitus	1型糖尿病

U

UC	ulcerative colitis	溃疡性结肠炎
UCD	unicentric Castleman disease	单中心型卡斯尔曼病

V

VEO-IBD	very early onset IBD	极早发型炎症性肠病

W

WBC	white blood cell count	白细胞计数
WES	whole exome sequencing	全外显子组测序
WGS	whole genome sequencing	全基因组测序

X

XIAP	X-linked inhibitor of apoptosis protein	X连锁凋亡抑制蛋白